# Mais Fatos & Mitos
## SOBRE SUA SAÚDE

# L&PM POCKET SAÚDE
Editor da série: Dr. Fernando Lucchese

*Boa viagem!* – Dr. Fernando Lucchese
*Comer bem, sem culpa* – Dr. Fernando Lucchese, José Antonio Pinheiro Machado e Iotti
*Desembarcando a Hipertensão* – Dr. Fernando Lucchese
*Desembarcando a Tristeza* – Dr. Fernando Lucchese
*Desembarcando o Colesterol* – Dr. Fernando Lucchese e Fernanda Lucchese
*Desembarcando o Diabetes* – Dr. Fernando Lucchese
*Desembarcando o Sedentarismo* – Dr. Fernando Lucchese e Cláudio Nogueira de Castro
*Dieta mediterrânea* – Dr. Fernando Lucchese e José Antonio Pinheiro Machado
*Fatos & mitos sobre sua saúde* – Dr. Fernando Lucchese
*Filhos sadios, pais felizes* – Dr. Ronald Pagnoncelli
*Mais fatos & mitos sobre sua saúde* – Dr. Fernando Lucchese
*Para entender o adolescente* – Dr. Ronald Pagnoncelli
*Pílulas para prolongar a juventude* – Dr. Fernando Lucchese
*Pílulas para viver melhor* – Dr. Fernando Lucchese
*Sexo: muito prazer* – Laura Meyer da Silva

# Dr. Fernando Lucchese

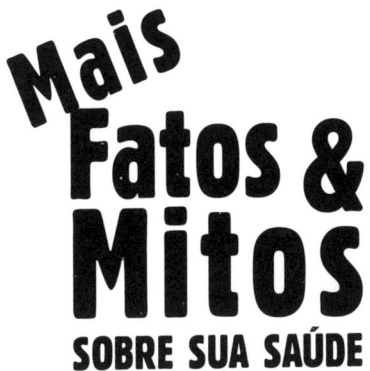
# Mais Fatos & Mitos
**SOBRE SUA SAÚDE**

www.lpm.com.br

**L&PM** POCKET

Coleção **L&PM** POCKET, vol. 835
Série saúde/14

Texto de acordo com a nova ortografia.

Primeira edição na Coleção **L&PM** POCKET: outubro de 2009
Esta reimpressão: julho de 2010

*Capa*: Marco Cena. *Ilustração*: Iotti
*Ilustrações do miolo e capa*: Iotti
*Preparação*: Jó Saldanha
*Revisão*: Sandro Andretta, Lia Cremonese e Patrícia Yurgel

CIP-Brasil. Catalogação-na-Fonte
Sindicato Nacional dos Editores de Livros, RJ.

L967m

Lucchese, Fernando A. (Fernando Antônio), 1947-
  Mais fatos e mitos sobre sua saúde / Fernando Lucchese; [ilustrações de Iotti]. – Porto Alegre, RS: L&PM, 2010.
  144p. : il. – (Coleção L&PM POCKET, v.835)

ISBN 978-85-254-1979-8

1. Saúde - Miscelânea. 2. Superstição. I. Título. II. Série.

| 09-5276. | CDD: 613 |
| | CDU: 613 |

© Fernando Lucchese, 2009

Todos os direitos desta edição reservados a L&PM Editores
Rua Comendador Coruja 314, loja 9 – Floresta – 90.220-180
Porto Alegre – RS – Brasil / Fone: 51.3225.5777 – Fax: 51.3221-5380

PEDIDOS & DEPTO. COMERCIAL: vendas@lpm.com.br
FALE CONOSCO: info@lpm.com.br
www.lpm.com.br

Impresso no Brasil
Inverno de 2010

Foram consultados inúmeros livros, artigos de revistas e alguns *sites* da internet para a redação desta obra. Tantos que é impossível citá-los todos. Porém, dois médicos também foram consultados sobre mitos em suas respectivas áreas e colaboraram de forma fundamental, devendo ser mencionados com nosso agradecimento:

Dr. Fernando Appel – Reumatologista
Dr. Joaquim Xavier – Oftalmologista

# Sumário

1. Fantasiar faz parte da criação. Os mitos são criados pela imaginação. / 15
2. Bebida gelada provoca dor de garganta. / 16
3. Tomar cerveja gelada no sol dá dor de cabeça. / 18
4. Vinho branco pode dar dor de cabeça. / 20
5. O diabete no estágio inicial provoca emagrecimento. / 21
6. O primeiro sinal do diabete pode ser um furúnculo ou uma balanite no caso dos homens. / 21
7. Choro e depressão são contagiosos. / 22
8. O riso é contagioso, principalmente quando não se pode rir. / 23
9. Coceira é contagiosa. Comer e coçar é só começar. / 24
10. Tosse em cinemas, igrejas ou teatros contagia. / 24
11. Raspa de unha embebeda. / 25
12. Misturar cerveja com outras bebidas alcoólicas embebeda mais rápido. / 26
13. Sentar em banheiros sujos causa doença sexualmente transmissível. / 27
14. Uma colher de azeite de oliva pela manhã melhora a função intestinal. / 27
15. Pode-se comer antes de fazer exercícios. / 28
16. Urina de sapo cega. / 29

17. A planta espirradeira pode causar espirros. / 30
18. Testa curta é sinal de pouca inteligência. / 30
19. Pescoço curto pode ser associado à morte cardiovascular precoce ou maior risco de doença cardiovascular. / 31
20. Orelha quente: estão falando de mim. / 32
21. Pode-se prever o sexo da criança pela forma da barriga da mãe durante a gestação. / 33
22. Comer laranja sob o sol dá diarreia. / 34
23. O cacoete é sinal de nervosismo. / 34
24. Soluço passa com susto, tomar água com o copo virado ou respirar dentro de saco plástico. / 35
25. Farinha de mandioca elimina a gordura do churrasco. / 37
26. Comer carne à noite causa insônia ou ronco. / 37
27. Secar as pernas de cima para baixo provoca varizes. / 38
28. Gosto ruim na boca sempre é acompanhado de mau hálito. / 40
29. Comer fruta quente dá diarreia. / 40
30. Comer casca de fruta dá prisão de ventre. / 41
31. Comer fruta sem lavar dá diarreia. / 42
32. Dente cariado sempre dói. / 42
33. Dente cariado causa mau hálito. / 44
34. Comer banana faz passar cãibra. / 45
35. O álcool corta o efeito dos antibióticos. / 45
36. Aspartame é cancerígeno. / 46
37. O tamanho do pênis é proporcional ao pé, aos polegares ou ao nariz. / 47
38. Tomar vinho de uma garrafa com prego dentro ajuda a curar anemia. / 48

39. É possível aprender durante o sono. / 49
40. Beber líquido durante as refeições dá barriga. / 50
41. Mulheres que convivem muito menstruam juntas. / 51
42. Miolo de pão aquecido cura herpes labial. / 52
43. O limão da caipirinha, ao sol, mancha a pele. / 52
44. Colchão duro é melhor para a coluna. / 53
45. Travesseiro baixo é melhor para a coluna. / 54
46. Carne de avestruz, embora vermelha, contém pouco colesterol. / 54
47. Aparelho nos dentes é coisa de jovem. / 55
48. Aparelho nos dentes é só para melhorar a estética. / 55
49. Roer unhas é sinal de nervosismo. / 56
50. Qualquer tênis é bom para caminhar ou correr. / 57
51. Zumbido no ouvido se cura com silêncio total. / 58
52. Xixi na cama depois dos cinco anos de idade é protesto ou insegurança. / 59
53. Caminhar na esteira é igual a caminhar na calçada. / 60
54. Caminhar ou correr dá na mesma. / 60
55. Viagra ajuda o pulmão. / 62
56. Antidepressivo é bom para todo mundo. / 63
57. A depressão é uma miscelânea de sensações e por isso é difícil diagnosticá-la. / 64
58. Colesterol é tão perigoso quanto a circunferência abdominal como fator de risco de infarto e derrame cerebral. / 65
59. Quando o jato de urina cai no pé significa que a próstata está aumentada. / 66
60. Cuspir é bom porque limpa a garganta. / 67
61. Masturbação aumenta a libido. / 68

62. Masturbação provoca impotência precoce. / 69
63. Acordar durante a noite para urinar é sinal de problema nos rins. / 69
64. Ver alguém comendo dá fome. / 70
65. Ver alguém bebendo água dá sede. / 70
66. Fungo de unha se pega em manicure. / 71
67. Bronzeador tipo pintura não faz mal para a pele. / 72
68. A testosterona baixa após os sessenta anos. / 72
69. Antidepressivo diminui a libido. / 74
70. Estresse agudo causa queda de cabelo. / 74
71. Podemos morrer de susto. / 75
72. Colesterol dá em árvore. / 76
73. O câncer mais comum é o de pele. / 76
74. Morremos com os mesmos neurônios com que nascemos. / 77
75. Masturbação faz mal à saúde. / 78
76. Homens não podem falhar na cama. / 78
77. As mulheres nunca falham na cama. / 79
78. Pênis grande dá mais prazer. / 80
79. O homem é responsável pelo orgasmo feminino. / 80
80. Mulher ativa no sexo revela sem-vergonhice. / 81
81. As mulheres têm menos desejo sexual do que os homens. / 82
82. Em matéria de sexo, entre quatro paredes vale tudo mesmo. / 82
83. Batata-inglesa mata verruga. É só pôr em uma lata, jogar fora e esquecer. / 83
84. Cozinhar em panela de ferro aumenta a absorção do ferro e seu nível no sangue. / 83

85. Alimentos com fibras melhoram o funcionamento do intestino. / 84
86. Ouvir lições de inglês durante o sono facilita o aprendizado. / 85
87. Andar ajuda a digestão. / 86
88. Exercícios pesados após o almoço são saudáveis. / 86
89. Tudo o que é bom aumenta o ácido úrico. / 87
90. Tomar sol depois de comer prejudica a digestão. / 88
91. O colesterol nunca é alto em vegetarianos. / 89
92. O colesterol é uma gordura. / 89
93. Minha genética pode ser modificada. / 90
94. Anabolizante faz bem para todos. / 90
95. Hormônio de crescimento aumenta a longevidade. / 91
96. Testosterona normal para homens é fundamental. / 92
97. Azeite de oliva é remédio. / 93
98. Qualquer azeite de oliva faz bem para a saúde. / 94
99. Os óleos vegetais são todos iguais. / 94
100. Toda gordura é ruim. / 95
101. Seu endereço indica seu risco cardiovascular. / 96
102. A dieta das classes sociais mais baixas encurta a vida. / 97
103. A fome só desaparece após o estômago estar cheio. / 97
104. Ficar muitas horas sem comer aumenta a fome e engorda. / 98
105. Comer antes de dormir é bom. / 98
106. Comer cenoura em grande quantidade bronzeia a pele. / 99
107. Sucos de frutas são bons para diabéticos e obesos. / 100

108. Alguns cânceres "entram" pela boca. / 100

109. A maioria dos infartos são "preparados" durante anos. / 101

110. Temos como prever nosso risco de infarto em três anos. / 102

111. Sexo oral não transmite aids. / 103

112. O sono não acumula. / 103

113. Azia é incurável. / 104

114. Quem já teve infarto não pode fazer seguro de vida. / 105

115. Qualquer dor no peito é perigosa. / 105

116. Quem sofre de cinetose deve sentar à janela em viagens. / 106

117. Quem enjoa em carro, não deve comer antes de viajar. / 106

118. Nos casos de diarreia, é melhor deixar que saia tudo, porque senão recolhe a infecção. / 107

119. Maquiagem, principalmente lápis de contorno de olhos, é inofensiva. / 108

120. Gelo na boca cura náusea. / 109

121. Para azia, água gelada. / 109

122. Bebês precisam arrotar porque engolem muito ar. / 109

123. Chá de beterraba dissolve cálculo da vesícula. / 110

124. Chá de quebra-pedra dissolve cálculo renal. / 111

125. Tomar pouco líquido sempre causa prisão de ventre. / 111

126. Sinusite depois de gripe é rara. / 112

127. Passamos a noite sonhando. / 113

128. Quem tem seguro-saúde pode adoecer à vontade. Está tudo pago. / 114
129. Quem estuda mais tempo vive mais. / 115
130. Precisamos beber oito copos d'água por dia. / 115
131. Usar bracelete de cobre cura a artrite. / 116
132. Ler com pouca luz afeta os olhos. / 117
133. O uso de óculos de sol pode evitar a cegueira. / 118
134. Vacinas são só para crianças. / 118
135. O maior depósito de germes num banheiro é a escova de dentes. / 119
136. Os mosquitos são os maiores inimigos do homem. / 119
137. Vitamina C previne resfriados e gripes. / 120
138. Lavar as lentes de contato com água da torneira pode lesar seus olhos. / 121
139. As mulheres se viciam no fumo mais facilmente do que os homens. / 121
140. Ruído de água correndo de torneira aberta dá vontade de urinar. / 122
141. Doar sangue periodicamente reduz o risco de ataque cardíaco. / 122
142. É melhor estar bem-treinado do que magro. / 123
143. Obesidade é "contagiosa". / 123
144. Mulheres com cera de ouvido úmida e abundante têm duas vezes mais chance de câncer de mama. / 124
145. Você consegue diagnosticar melhor seus cânceres de pele do que seus médicos. / 124
146. As estatinas que baixam o colesterol reduzem também a possibilidade do surgimento de câncer. / 125

147. Indivíduos felizes pegam menos gripes. / 125
148. Telefone celular causa câncer cerebral. / 126
149. Quem tem um cão adoece menos. / 127
150. Olho seco não é problema, é só usar colírio. / 127
151. Reumatismo é uma doença simples. / 128
152. Reumatismo não tem cura. / 129
153. Reumatismo é coisa de velho. / 130
154. Atletas ou jogadores podem morrer no campo por infarto. / 130

Sobre o autor / 132
Sobre o ilustrador / 135

**1. Fantasiar faz parte da criação. Os mitos são criados pela imaginação.**

 FATO Não há como vivermos sem mitos. Desde que o homem passou a caminhar ereto e a rabiscar nas paredes das cavernas, ficou clara a necessidade de acreditar em alguns produtos de sua imaginação. Dragões e monstros fazem parte do imaginário popular há milhares de anos. Toda essa carga de fantasias vem sendo transmitida a nós de geração em geração, sofisticando talvez a criatividade ou simplesmente distorcendo levemente a verdade. Os super-heróis, por exemplo, são mitos criados pela nossa vontade de voar ou de sermos fortes. Os mitos mantêm nosso imaginário.

De boca em boca, os mitos vão se robustecendo, tomando formas mais definidas, assumindo quase uma roupagem de verdade estabelecida. É como diz o ditado: "Quem conta um conto aumenta um ponto". Por isso, discos voadores deslocam-se pelos nossos céus, e lendas urbanas se estabelecem, como a do menino raptado no shopping e devolvido dois dias após sem um dos rins. "Uma mentira repetida continuamente torna-se parecida com a verdade."

Há também os antimitos, como aqueles (que não são poucos!) que até hoje não acreditam que o homem pisou na lua. Freud dizia que todo delírio tem um fundo de verdade. O mito é um amálgama de fatos e inverdades.

## 2. Bebida gelada provoca dor de garganta.

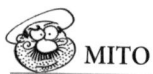 Após cirurgia de amídalas, é recomendada a ingestão de sorvete para reduzir o edema e a inflamação provocados pela cirurgia. Seria surpreendente que em situações normais bebida gelada provocasse dor de garganta. Essa dor sempre é provocada por inflamação, quase sempre causada por infecção viral ou bacteriana.

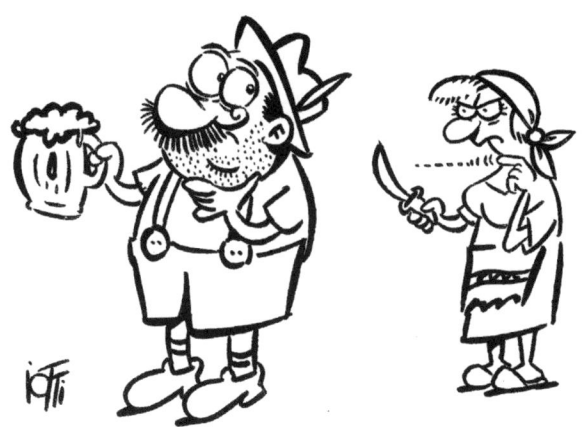

O vírus da gripe tem predileção pela garganta e frequentemente provoca esse tipo de dor. Já a presença da bactéria é mais complicada, pois surgem placas esbranquiçadas na faringe, geralmente sobre as amídalas, às vezes chegando até a laringe, que é o órgão formador da voz, onde se encontram as cordas vocais. Por isso a rouquidão.

O problema é que, com frequência, uma infecção viral se contamina com bactérias, agravando o quadro. E bactérias na garganta são um mau negócio, pois podem provocar em jovens uma doença, chamada febre reumática, que destrói as válvulas do coração. Ou provoca até doença nos rins. Por isso, todas as infecções de garganta devem ser levadas a sério. Seu médico poderá lhe prescrever antibióticos. Em crianças, esse problema torna-se ainda mais crítico. Por isso, é preciso redobrar a atenção.

Mas, então, a garganta pode ou não pode doer após a ingestão de uma bebida gelada? Pode. Há pessoas alérgicas ao frio que, ao ingerirem qualquer tipo de alimento gelado, apresentam uma reação inflamatória na garganta seguida de dor. Portanto, temos de respeitar os queixosos, pois eles podem estar realmente desconfortáveis após aquela cerveja geladinha que você apreciou tanto. Porém, como não se trata de uma infecção, eles devem melhorar logo. Mas, se continuarem se queixando além da conta, o negócio é procurar você outros companheiros de bar.

## 3. Tomar cerveja gelada no sol dá dor de cabeça.

**MITO** O sol pode provocar dor de cabeça pela dilatação dos vasos cerebrais que o calor provoca, mas a cerveja gelada nada tem a ver com isso. Aliás, ela pode ser um santo remédio para aliviar o calor e repor a sudorese e o desconforto. Porém, os limites são claros. Três copos de cerveja por dia são o suficiente. Falei três copos, não três garrafas. Beba com moderação. Mas se você tem tendência ao alcoolismo, fala muito em bebida, aprecia seus drinques acima da média dos amigos, o melhor é não beber. Pode ser um caminho sem volta. Em caso de dúvida, vá de água gelada, que ainda é o melhor mata-sede que existe.

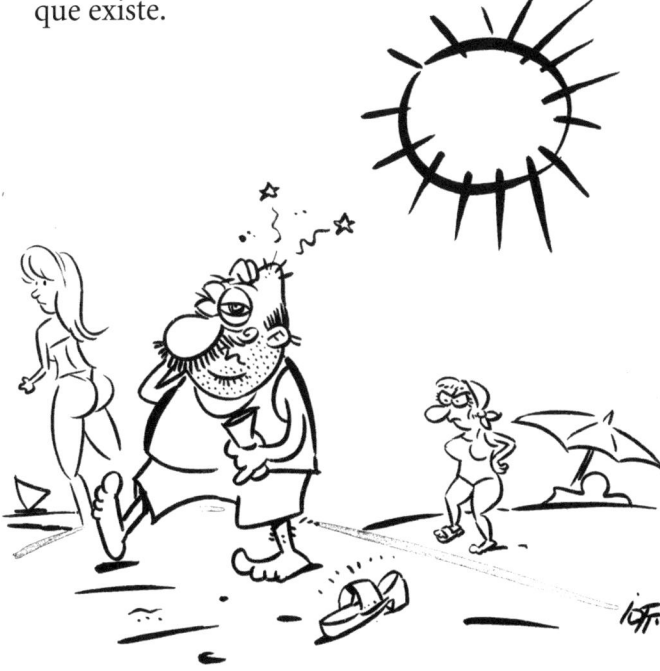

## 4. Vinho branco pode dar dor de cabeça.

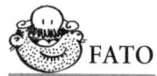 FATO Sim. No vinho branco existem algumas substâncias que desencadeiam cefaleias e enxaquecas, mas são reações individuais. Há pessoas que não sentem nada disso. Outras só são sensíveis aos espumantes. O vinho tinto parece provocar menos cefaleias, porque as substâncias que causam os sintomas encontram-se em quantidades menores nele, podendo até mesmo estar ausentes. O vinho não conta com a unanimidade do gosto popular. Muitos até o apreciam, mas são impedidos de bebê-lo porque depois apresentam dores de cabeça ou até sintomas digestivos como acidez gástrica e azia. Uma pena, porque o vinho é a legítima bebida dos deuses...

**5. O diabete no estágio inicial provoca emagrecimento.**

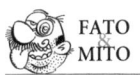 FATO & MITO

Ambos. O diabete tipo II do adulto pode ocorrer tanto em pessoas gordas como em magras, mas principalmente nas primeiras. O emagrecimento pode ocorrer como primeiro sintoma, mas não é incomum que uma pessoa gorda torne-se diabética e continue engordando. Portanto, a variação de peso não é um critério para definir a presença ou não de diabete.

**6. O primeiro sinal do diabete pode ser um furúnculo ou uma balanite no caso dos homens.**

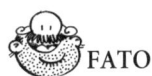 FATO

Sim. Muitas vezes, a identificação do aumento da glicose no sangue pode ser a presença de infecções como furúnculos, abscessos ou balanite, que é uma inflamação do prepúcio do pênis.

## 7. Choro e depressão são contagiosos.

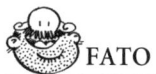 FATO

Não existe contágio em sentimentos. As doenças da alma não são contagiosas. Tristeza não se transmite como um vírus. Mas não há dúvida de que ambientes tristes levam a reações coletivas que simulam contágio. O baixo astral invade almas e corações. Algumas pessoas são mais suscetíveis e deixam-se dominar por ambientes depressivos. O melhor exemplo são os velórios: às vezes, pessoas muito distantes do falecido são as que mais choram.

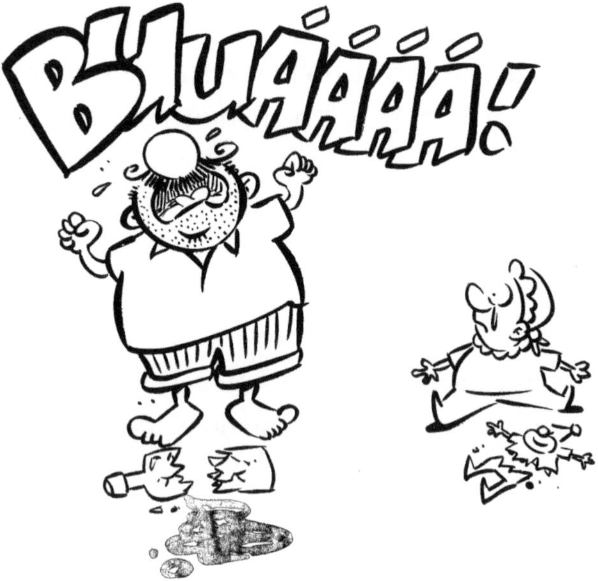

## 8. O riso é contagioso, principalmente quando não se pode rir.

**FATO** O riso é a expressão de um sentimento, por isso também não é contagioso. Porém, em certas circunstâncias, as pessoas não podem ficar sem rir, principalmente quando não é permitido.

Estúdios de televisão têm boas histórias sobre isso, ainda mais em programas ao vivo, que exigem absoluta concentração. Eu mesmo passei por uma situação dessas há alguns anos, ao ser entrevistado ao vivo. Uma mosca entrou no estúdio e começou a rondar a cabeça do entrevistador e a minha. Os câmeras e os contrarregras passaram a acompanhá-la, rindo baixinho. Quando vi a mosca finalmente pousar à minha frente, não titubeei e coloquei minha mão em cima dela, prendendo-a em frente às câmeras. Houve uma explosão de risos que contagiou até o entrevistador. Ao final do programa, libertei a mosca e fui lavar as mãos, recebendo os cumprimentos de todos pela habilidade e rapidez em pegar insetos.

## 9. Coceira é contagiosa. Comer e coçar é só começar.

 FATO  Este é outro contágio psicológico. De novo: existem pessoas mais suscetíveis e sugestionáveis que, ao verem alguém se coçando, passam a imaginar que, por exemplo, também estejam sendo atacadas por pulgas. Pessoas vulneráveis a esse tipo de influência fazem a alegria de mágicos e hipnotizadores de salão. Gosto de relembrar a cena armada por um amigo em um elevador lotado. Começou a respirar pesadamente e a dizer que estava ouvindo um ruído estranho. Antes de chegarmos ao térreo, pelo menos três pessoas estavam completamente apavoradas pelo "risco" iminente, nem suspeitando que tudo fosse invenção de um gozador.

## 10. Tosse em cinemas, igrejas ou teatros contagia.

 FATO  Tosse e bocejo sofrem processos semelhantes. Ao ouvir alguém tossindo, tomamos consciência de

nossa própria garganta e de algum pigarro que ali esteja acumulado. Assim, acabamos tossindo também. O bocejo é um pouco mais complexo, porque gera uma corrente interminável em ambientes públicos. Sempre fruto de nossa cabeça. Nada transmitido por ondas extrassensoriais.

## 11. Raspa de unha embebeda.

MITO  Certamente esta é uma invenção de algum grande gaiato, porque não tem nenhuma base real. Mas lembro que, na minha juventude, era um mito muito popular.

## 12. Misturar cerveja com outras bebidas alcoólicas embebeda mais rápido.

 **FATO** Tradicionalmente, sabemos que a mistura de bebidas alcoólicas diferentes potencializa a ação do álcool. Há, ainda, um agravante. Se as bebidas tiverem alguma quantidade de glicose e carboidrato, certamente a ação do álcool ficará mais vigorosa. É o que observamos na ingestão de doses generosas de diferentes licores açucarados, pois a glicose facilita a absorção do álcool.

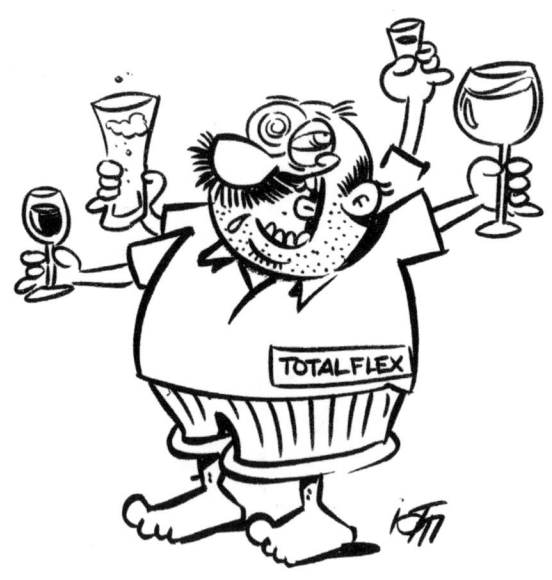

## 13. Sentar em banheiros sujos causa doença sexualmente transmissível.

 MITO
Definitivamente, esta não é a forma de transmissão de doenças sexuais. Elas exigem contato sexual de qualquer espécie (daí o nome: doenças *sexualmente* transmissíveis). A utilização de banheiros sujos aumenta, de fato, a possibilidade de infecções, mas estas são mais da pele da região de contato, e não doenças transmitidas por ato sexual. A falta de higiene é, por exemplo, a maior causa de impetigo, que são pequenos abscessos ou furúnculos de pele. Também é possível a contaminação por fungos em banheiros sem limpeza.

## 14. Uma colher de azeite de oliva pela manhã melhora a função intestinal.

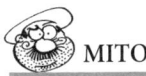 MITO
Os óleos, de modo geral, funcionam como laxantes. Existe um velho conceito de "intestino limpo" entre os mais idosos, talvez transmitido por gerações anteriores. No passado, não se

admitia passar mais de um dia sem evacuações intestinais, o que fazia o uso de laxantes ser extremamente comum. Mas o uso pródigo de laxantes faz o intestino tornar-se dependente deles, e por isso não é recomendável. Sob o ponto de vista do metabolismo, o uso diário de até três colheres de azeite de oliva parece ser benéfico para os lipídios, ou seja, as gorduras do sangue. O azeite de oliva estimula a elevação do chamado colesterol bom (HDL). Mas não há dúvida de que é muito melhor ingeri-lo como tempero de saladas. Até porque o azeite de oliva puro pode provocar náuseas.

## 15. Pode-se comer antes de fazer exercícios.

FATO

Não se deve fazer exercícios em jejum, porque pode ocorrer queda da glicose no sangue (hipoglicemia) e até desmaio. A questão é o tipo de alimentação a ser usada antes do exercício. Deve ser leve e baseada em carboidratos, pois eles liberam energia para o organismo imediatamente. Os atletas que se exercitam por longas horas costumam alimentar-se com massas de grão duro, de absorção lenta e contínua. Para quem faz exercícios aeróbicos normais, é suficiente um pequeno lanche constituído de sanduíche, iogurte e sucos. Barras de cereal também vêm se tornando muito populares entre atletas e amadores.

## 16. Urina de sapo cega.

 MITO

Ouço este mito desde criança e nunca soube de alguém que tenha ficado cego. Acredito que irritação nos olhos pode ocorrer, mas não cegueira. Urina é sempre urina, em todos os seres vivos. Em sua maior parte, é constituída de água. A acidez

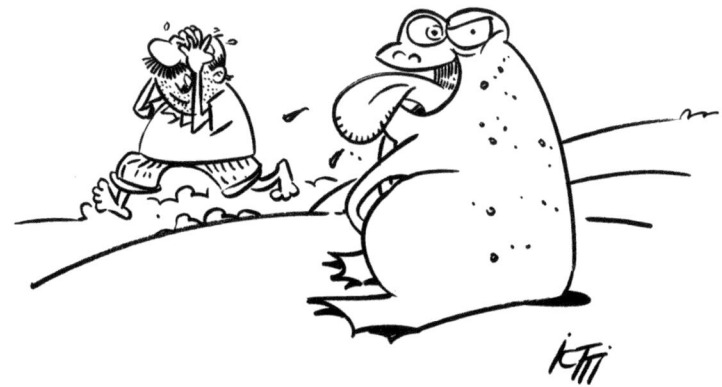

varia de espécie para espécie. Portanto, deve ser simplesmente um mito gerado pelas mães que queriam evitar que seus filhos ficassem bulindo com essas simpáticas criaturas.

## 17. A planta espirradeira pode causar espirros.

FATO

São amplamente conhecidas as plantas que contêm substâncias que causam alergia. Nem todos são sensíveis aos mesmos tipos de alergia, por isso não existem regras. Mas a espirradeira contém, sim, uma substância que pode causar prurido na pele e espirros em certas pessoas.

## 18. Testa curta é sinal de pouca inteligência.

MITO

Tal mito caiu por terra quando, ao medir e pesar o cérebro de Einstein, não se observou nada de excepcional, até as dimensões foram consideradas menores do que o esperado para sua idade, altura e peso.

Não existem parâmetros externos para medir a inteligência, a não ser a própria magnitude intelectual avaliada por testes de Q.I., amplamente conhecidos e estudados. Alguns ignorantes, por exemplo, têm cérebros espaçosos e volumosos. Só não sabem o que fazer com eles.

## 19. Pescoço curto pode ser associado à morte cardiovascular precoce ou maior risco de doença cardiovascular.

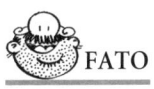FATO Por incrível que pareça, isso está se tornando uma verdade. Já existem evidências de que indivíduos baixos, atarracados, obesos e com pescoço curto têm mais chance de sofrer infarto ou angina. Além disso, correm maiores riscos de morte ao infartarem ou ao se submeterem a cirurgias de revascularização das coronárias (ponte de safena). Isso é mais evidente ainda em mulheres.

## 20. Orelha quente: estão falando de mim.

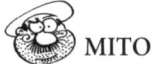 MITO

Orelha quente significa apenas que os vasos sanguíneos da pele e os subcutâneos das orelhas estão dilatados. A circulação nas orelhas, no nariz e nos dedos das mãos e dos pés é chamada de circulação terminal por ser extremamente rica e vascularizada. Por isso, o frio e o calor são mais sentidos nessas regiões. Assim, alterações térmicas aquecem as orelhas e as deixam mais vermelhas.

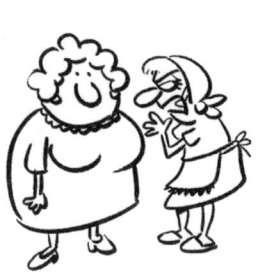
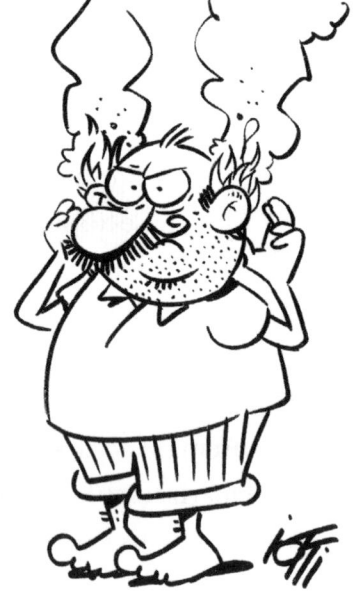

## 21. Pode-se prever o sexo da criança pela forma da barriga da mãe durante a gestação.

 MITO

Existem experts para tudo. É óbvio que atualmente, na era da ecografia fetal, é mais precisa a definição do sexo através de imagens do próprio feto do que da observação da barriga. Mas lembro da época em que diziam que barrigas mais arredondadas correspondiam a fetos femininos, enquanto barrigas alongadas em forma de pera invertida correspondiam a fetos masculinos. Isso me leva a uma velha história de um obstetra que sempre acertava o sexo da criança já nos primeiros meses de gravidez. Ele afirmava, por exemplo, que o feto era menino e, para confirmar, escrevia em um papel durante a consulta em frente à mãe e o colocava dentro das páginas de um dos livros da estante do consultório. Mas escrevia o sexo contrário no papel. Se acertasse, se consagrava. Se errasse, retirava o papel do livro e mostrava para a mãe confusa e admirada, confirmando seu acerto.

## 22. Comer laranja sob o sol dá diarreia.

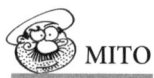 MITO
São muitos os mitos gerados pela ingestão de líquidos, frutas e bebidas alcoólicas sob o sol. Mas nenhum tem sustentação. Tudo depende da disposição da pessoa, da intensidade do sol, do que o indivíduo já bebeu anteriormente etc.

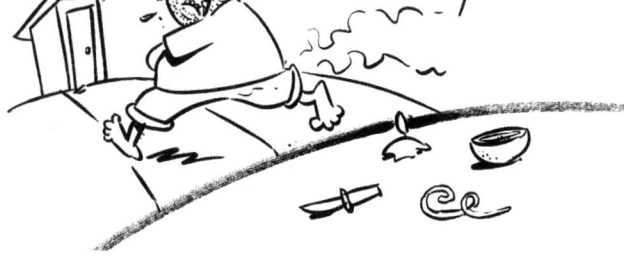

## 23. O cacoete é sinal de nervosismo.

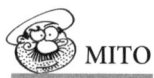 MITO
Também chamado de tique nervoso, é um trejeito, um movimento com a cabeça ou com as mãos, ou mesmo com outra parte do corpo, executado

repetidamente de forma involuntária. É como se o computador cerebral trancasse e com isso reproduzisse continuamente o mesmo gesto ou movimento. Não tem relação com doença alguma, é simplesmente uma mania pessoal incorporada à vida de algumas pessoas.

Procure lembrar-se das pessoas que você conhece que apresentam cacoetes. Um sacode involuntariamente a cabeça a cada poucos minutos, outro brinca com a aliança no dedo, um terceiro movimenta suas chaves na mão. Há cacoetes até mesmo na fala, como repetir uma palavra ou mesmo um murmúrio entre as frases. Por exemplo: "... então... humm... né?" Todos temos cacoetes. Procure identificar os seus.

## 24. Soluço passa com susto, tomar água com o copo virado ou respirar dentro de saco plástico.

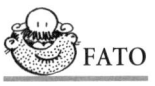 FATO

Tudo isso funciona, e muitas outras coisas mais. Os soluços são provocados pela contratura do diafragma, um músculo plano que separa

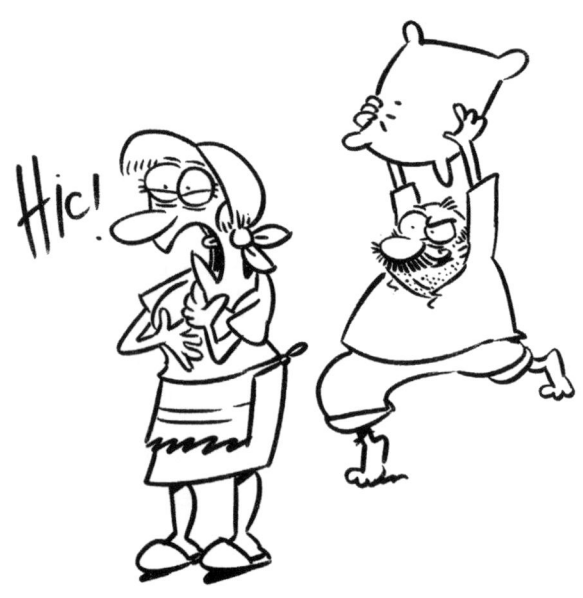

o tórax do abdômen. Trancar a respiração ou respirar dentro de um saco plástico parece ser a manobra mais eficiente, pois aumenta o gás carbônico no sangue e inibe as contrações do diafragma. Casos mais graves de soluço contínuo durante horas devem ser levados a uma emergência, onde provavelmente será injetado soro gelado ou éter no ouvido do paciente, com melhora imediata por um mecanismo reflexo desse nosso corpo tão complexo.

## 25. Farinha de mandioca elimina a gordura do churrasco.

**FATO** Não completamente. A farinha tem fibras inabsorvíveis, que passam direto pelo aparelho digestivo, arrastando consigo a gordura para as fezes. A farinha impregna-se de gordura, mas no intestino é digerida junto com ela, cada uma seguindo seu caminho. No entanto, a quantidade de gordura eliminada junto com a farinha é pequena perto do quanto se ingere em um churrasco.

## 26. Comer carne à noite causa insônia ou ronco.

**FATO** O componente principal da carne é a proteína. As proteínas são digeridas lentamente pelo organismo, levando às vezes seis horas para serem destruídas. O leão sabe disso, pois ingere carne e depois tira uma boa soneca durante horas. No caso dos leões humanos que ingerem grande quantidade de carne à noite, é evidente que o sono é menos saudável, pois o aparelho digestivo permanece em atividade por longo tempo. Isso pode produzir um sono mais superficial, com roncos e redução da oxigenação do sangue. Algumas pessoas têm insônia e relatam peso abdominal.

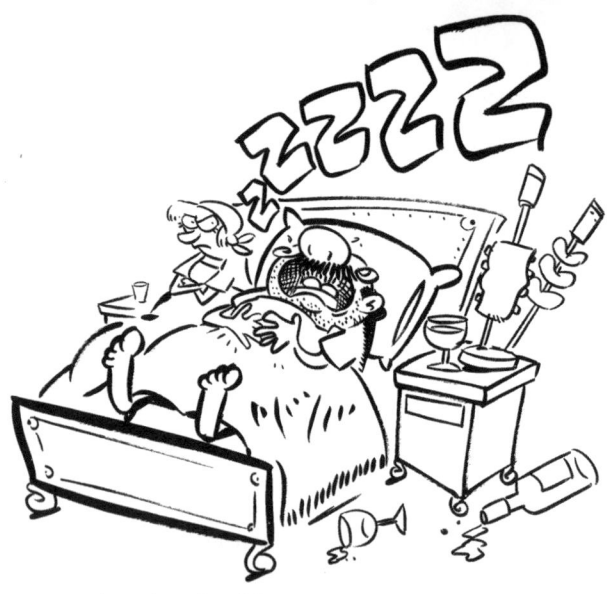

## 27. Secar as pernas de cima para baixo provoca varizes.

**FATO** As varizes são dilatações das veias superficiais das pernas. Os casos mais graves são visíveis a olho nu. As veias das pernas trazem de volta ao coração o sangue que foi usado para oxigenar os tecidos dos membros inferiores. Para ajudar o sangue contra a ação da gravidade, existem válvulas ao longo das veias que evitam seu retorno para os tornozelos. As varizes são causadas pela ruptura dessas válvulas e pelo consequente refluxo do sangue devido à ação da gravidade. Secar as pernas de baixo para cima auxilia o fluxo sanguíneo na direção correta. Já de cima para baixo pressiona o sangue contra as válvulas, que podem vazar e até mesmo deformar-se ou romper-se. Este fato não é aceito por muitos, que consideram impossível a ruptura dessas válvulas pela simples pressão da toalha. Pelo sim, pelo não, é melhor evitar. A propósito: as veias principais das pernas são chamadas de veias safenas e podem ser utilizadas como pontes de sangue para desviar obstruções das coronárias, no coração. São as famosas pontes de safena. Vale a pena preservá-las, pois poderão ser muito úteis para salvar nossa vida no futuro.

## 28. Gosto ruim na boca sempre é acompanhado de mau hálito.

**MITO** Várias coisas podem causar gosto ruim na boca. Desde alimentos muito condimentados até remédios. Nem todos causam mau hálito, mas certamente a maioria deixa um resultado detectável a quase um metro de distância. Quem não lembra do dia em que comeu cebola e alho em excesso e a namorada foi afugentada na hora do beijo? Uma causa frequente de mau hálito é a presença de germes na boca. Bactérias bucais são particularmente malcheirosas, mas podem ser eliminadas com uma boa escova de dentes. Infecções nas gengivas, nas amídalas ou na faringe, bem como sinusites, também costumam causar mau hálito.

## 29. Comer fruta quente dá diarreia.

**MITO** Não. Com frequência, nas sobremesas, as frutas são aquecidas e não causam diarreia. Este é um conselho provavelmente dado por uma mãe para evitar que seus filhos comessem frutas no pomar, onde elas apanham sol direto, sem os cuidados necessários de higiene.

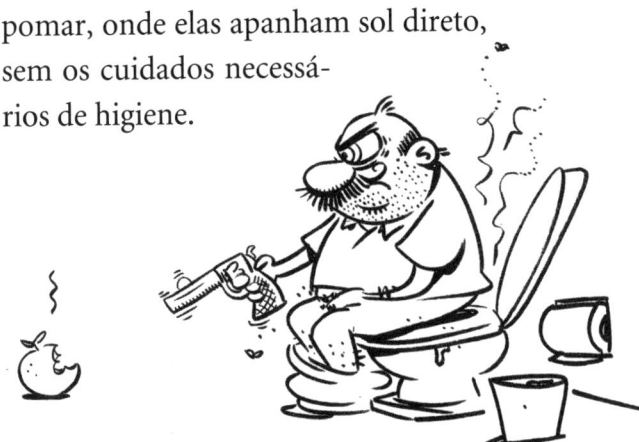

## 30. COMER CASCA DE FRUTA DÁ PRISÃO DE VENTRE.

**MITO** Parece ser exatamente o contrário. Na maioria das frutas, as fibras estão na casca. A maçã, por exemplo, tem pectina na casca, uma substância que facilita o trânsito intestinal. As fibras são carboidratos complexos que realmente atuam na digestão dos alimentos, tornando o conteúdo intestinal mais macio e mais fácil de transitar. Frutas são sempre uma boa notícia, com casca ou sem casca.

## 31. Comer fruta sem lavar dá diarreia.

**FATO** — Qualquer vegetal não higienizado adequadamente pode causar diarreia, devido às bactérias existentes no solo. Nas frutas, além desses microrganismos, há um sem-número de outros trazidos por insetos, pássaros etc. Sem falar na ameaça dos defensivos agrícolas, igualmente perigosos, pois podem causar intoxicações de duração mais longa. Lavar frutas e vegetais é uma regra que jamais deve ser transgredida, mesmo quando se está com pressa.

## 32. Dente cariado sempre dói.

**MITO** — A cárie pode evoluir durante anos, dependendo da intensidade da higiene oral e da agressividade das bactérias que a causam. Tudo começa com uma placa não escovada adequadamente. Naquele ponto, os germes se multiplicam e começam a ferir o esmalte dos dentes. Rompido o esmalte, a segunda camada (dentina) é atacada. Como esta é uma zona inervada, já começa a doer. Mas é ao atingir a polpa, que tem uma inervação sensitiva mais numerosa, que a dor se torna mais intensa. O processo pode continuar até atingir o canal, por onde o nervo principal chega a cada dente. Aí a dor fica insuportável, e a cratera formada já está imensa. Dependendo da extensão da destruição, o dente fica inviável. No país dos desdentados, existe um grande número de dentes perdidos simplesmente por descuido e desinteresse. Isso é imperdoável!

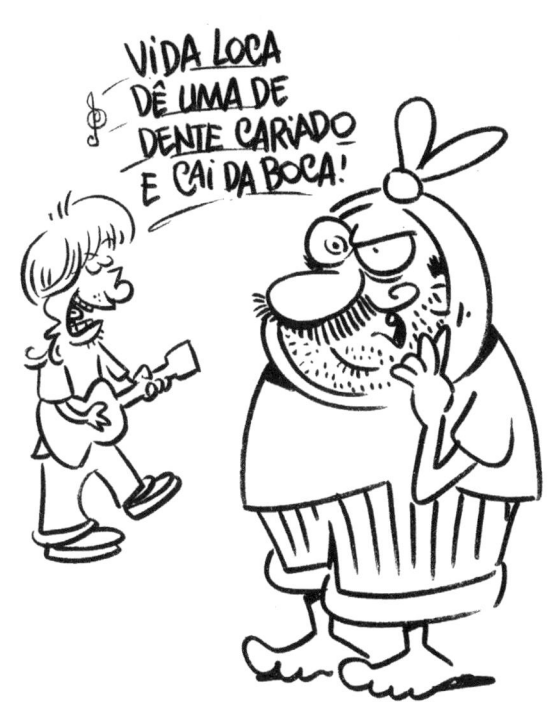

## 33. Dente cariado causa mau hálito.

**FATO** Sim. Um dente cariado é um depósito de bactérias, o que na boca sempre provoca mau hálito. Nada que não se resolva com restauração pelo dentista e melhores cuidados com a escovação diária daí por diante.

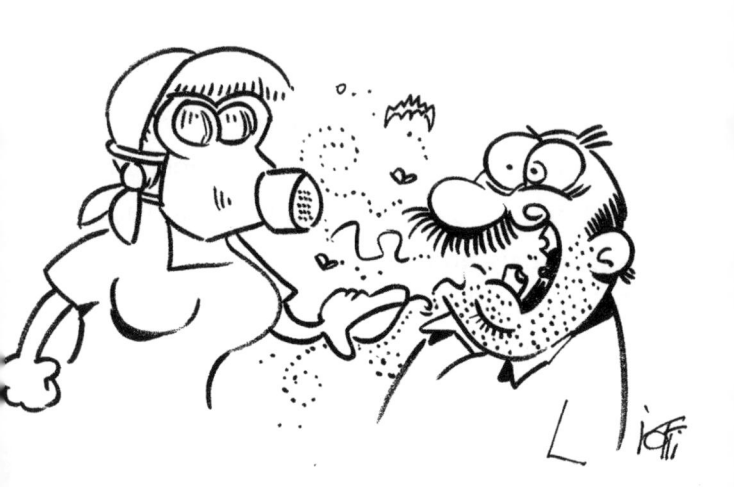

## 34. COMER BANANA FAZ PASSAR CÃIBRA.

**FATO** As cãibras são geralmente devidas à queda de potássio no sangue. Banana contém alta dosagem de potássio e, por isso, pode resolver. Os níveis de potássio no sangue devem estabilizar-se entre 3,5 e 5,5 mg%. Potássio baixo gera arritmias cardíacas graves, disparos do coração que podem levar à morte súbita. Potássio alto demais é igualmente perigoso, pois pode provocar a parada do coração. Quem toma diurético deve medir o potássio no sangue periodicamente. Nem todos os diuréticos provocam queda do potássio. Há alguns usados no tratamento da hipertensão que podem aumentar o potássio no sangue. Fale com seu médico.

## 35. O ÁLCOOL CORTA O EFEITO DOS ANTIBIÓTICOS.

**FATO** Sim. Devido à mudança do pH (ou seja, da acidez do estômago), a absorção dos antibióticos pode ser reduzida. Principalmente se a ingestão de ambos ocorrer ao mesmo tempo.

## 36. Aspartame é cancerígeno.

**MITO** Não existe nenhuma comprovação de danos causados ao ser humano pelos adoçantes atualmente disponíveis (principalmente nas doses em que são utilizados). Falava-se que o ciclamato provocava câncer em ratos, porém as doses utilizadas eram absurdamente altas. Nunca nenhum efeito maléfico foi confirmado em seres humanos. Mesmo assim, ele foi retirado do mercado.

Do aspartame, diz-se que provoca degeneração cerebral semelhante à doença de Alzheimer. Também nesse caso, nada foi comprovado. Isso lembra a guerra das cervejas, em que cada competidor localiza com precisão os defeitos do concorrente e defende com toda energia suas próprias qualidades.

Costumo usar sucralose, que foi criada a partir da molécula do açúcar e tem a propriedade de não provocar o aumento da glicose no sangue, além de conter zero calorias. Atualmente, há dois produtos no mercado brasileiro com essa substância: Línea e Splenda.

## 37. O TAMANHO DO PÊNIS É PROPORCIONAL AO PÉ, AOS POLEGARES OU AO NARIZ.

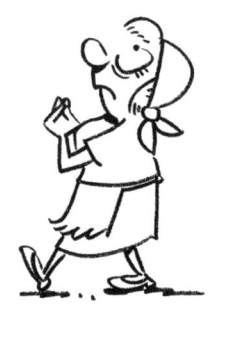

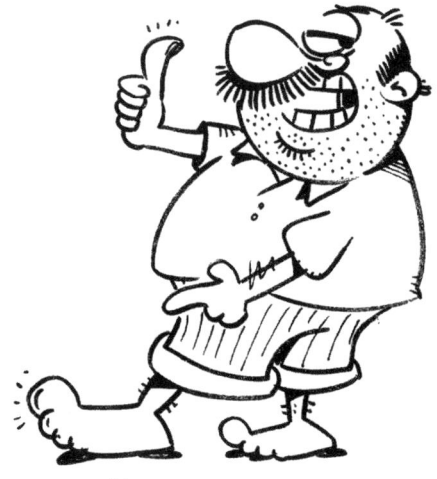

**MITO** Nada a ver! Muitos baixinhos de pés e mãos pequenas têm orgulho do seu genital masculino. A altura do corpo também não é argumento. Parece que a natureza escolhe aleatoriamente alguns privilegiados. Mas, como em qualquer área, tamanho não é documento. O tamanho do pênis parece não ser importante para dar ou ter prazer sexual. Existe o componente afetivo, o envolvimento emocional, que supera todas as demais dimensões. O complexo por pênis pequeno deve ser substituído por criatividade e afeto, por empenho em propiciar prazer à parceira. E não busque "clínicas" enganosas de aumento do pênis. É melhor aumentar o cérebro.

## 38. Tomar vinho de uma garrafa com prego dentro ajuda a curar anemia.

**MITO** — Não, mas para enferrujar o prego é uma beleza. Não sei quem inventou este mito, mas certamente tem a ver com a composição do ferro no prego. Para anemia, usa-se sulfato ferroso, e não ferro em forma de prego.

## 39. É POSSÍVEL APRENDER DURANTE O SONO.

**MITO** Este é um mito que se gerou em um célebre livro de ficção científica de Aldous Huxley, chamado *Admirável mundo novo*, no qual há uma descrição da "hipnopédia", um sistema de aprendizado a que eram submetidos os bebês durante o sono.

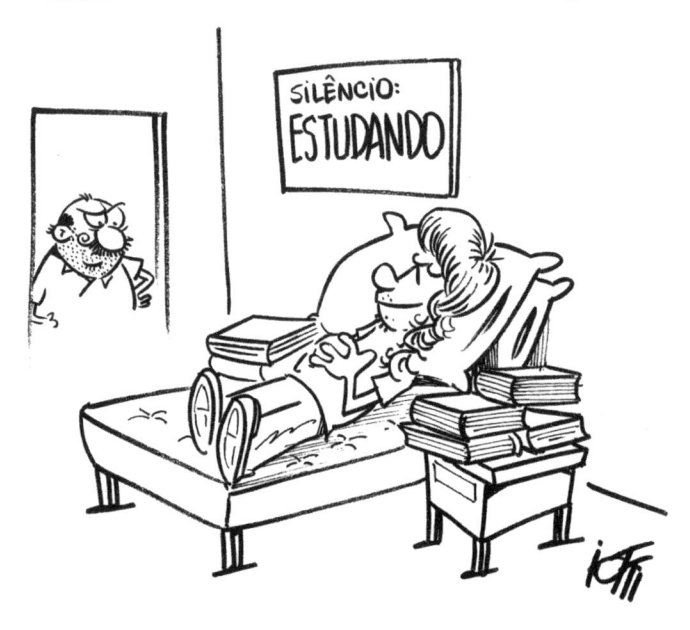

O sono tem quatro planos de profundidade crescente. Só nos dois últimos existe perfeito funcionamento do metabolismo do corpo. É nesse nível que acontecem também os sonhos. Essa fase do sono é chamada de sono REM (do inglês *rapid eye movement*, ou movimento rápido dos olhos). O nível de consciência é muito pobre, não permitindo o aprendizado. Já nas duas primeiras fases, o sono é superficial e qualquer interferência termina despertando o indivíduo. Portanto, não há como aprender durante o sono.

## 40. BEBER LÍQUIDO DURANTE AS REFEIÇÕES DÁ BARRIGA.

MITO — Há métodos de emagrecimento em que é proibida a ingestão de líquidos durante a refeição. Porém, não existe comprovação científica deles. O uso de líquidos enquanto se come tem a função de umidificar o bolo alimentar, tornando mais fácil o seu trânsito pelo intestino.

Mas, então, o que dá barriga? Existe uma predisposição genética que faz uma remodelagem do corpo humano após os quarenta anos de idade. A mulher assume o formato de pera, aumentando principalmente os quadris. No homem, aumenta o abdômen. Indivíduos muito magros não apresentam essa transformação, mas, se engordarem, é nesses pontos que a gordura será acumulada.

O problema é que a gordura não se distribui apenas no subcutâneo, mas também entre os órgãos abdominais e até entre as células do fígado, onde é chamada de esteatose. Essa gordura é muito ativa na produção de substâncias que podem ser nocivas à saúde, por isso hoje a circunferência abdominal é um indicador de risco cardiovascular. Homens com mais de 102cm e mulheres com mais de 85cm de circunferência abdominal estão no grupo de risco.

## 41. Mulheres que convivem muito menstruam juntas.

**FATO** Há inúmeros relatos de que este não é um mito, parecendo realmente um fato. Mas não há causa plausível para isso.

## 42. Miolo de pão aquecido cura herpes labial.

**MITO** — Não. Esta é mais uma crendice sobre o herpes, que é uma virose com duração de pouco mais de uma semana. Todas as crendices admitem a cura nesse tempo, ou seja, a solução espontânea do herpes levaria ao mesmo resultado final usando ou não a "benzedura". Existem inúmeros truques para curar o herpes. Todos dependem da própria evolução da doença.

## 43. O limão da caipirinha, ao sol, mancha a pele.

**FATO** — Sim. Tomar caipirinha em uma praia ensolarada exige o cuidado de evitar derramar limão sobre a pele, pois sob a ação solar ocorrem manchas escuras que custam algumas semanas para desaparecer. O tingimento de células da pele só desaparece após a sua descamação.

## 44. Colchão duro é melhor para a coluna.

**MITO** Na cama, devem ser respeitadas as curvas e o peso de cada pessoa. Embora muita gente goste de dormir no macio, outros preferem a dureza. O ideal para a coluna é o colchão que se molde e se adapte à sua curvatura natural sem intensificá-la ou atenuá-la. O colchão ideal deve ser firme. Ou seja, nem mole nem duro. Indivíduos mais jovens adaptam-se melhor a qualquer tipo de colchão; porém, com o passar dos anos, as exigências aumentam...

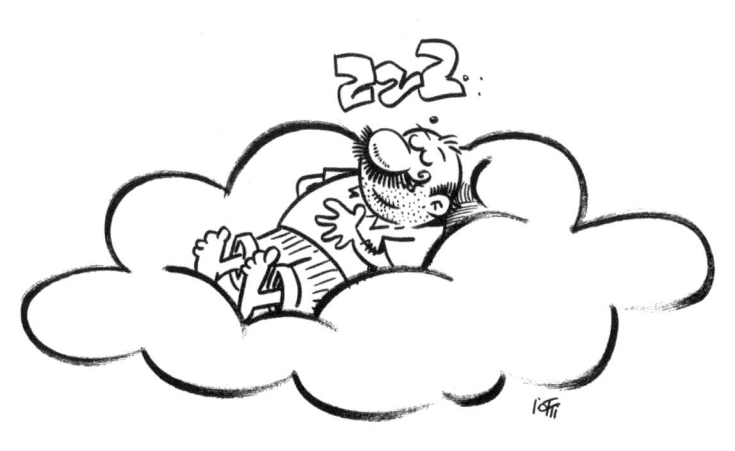

## 45. Travesseiro baixo é melhor para a coluna.

**MITO** — Travesseiro é uma opção pessoal, a ponto de certos hotéis oferecerem um cardápio de travesseiros para a escolha do hóspede. O travesseiro ideal é aquele que deixa toda a coluna em alinhamento horizontal, sem haver ângulos entre a coluna do pescoço e a restante.

## 46. Carne de avestruz, embora vermelha, contém pouco colesterol.

**FATO** — Apesar de vermelha, a carne de avestruz assemelha-se à carne branca de ave: tem baixo índice de colesterol e gordura saturada. A criação de avestruzes exige cuidados especiais para dar gosto adequado à carne e vem se tornando mais conhecida entre nós.

## 47. Aparelho nos dentes é coisa de jovem.

**MITO** — A grande surpresa é que não há idade para colocar os dentes no lugar. Quem imaginava que aparelho nos dentes é coisa de adolescente se enganou redondamente. Portanto, dentes tortos estão fora de moda em qualquer idade. Aliás, na era dos implantes dentários, os desdentados também estão fora de moda.

## 48. Aparelho nos dentes é só para melhorar a estética.

**MITO** — A primeira preocupação dos pais é com a estética dos dentes de seus filhos. Dentes bem-alinhados fazem sucesso. Todos os pais querem isso.

No entanto, o problema mais grave é a mordida inadequada, que provoca lesão progressiva da articulação da mandíbula.

Os dentes devem se encaixar perfeitamente para evitar o desgaste e a destruição tanto da articulação como de si próprios. Isso é mais importante do que a estética, que é na realidade consequência do encaixe perfeito dos dentes superiores e inferiores.

### 49. ROER UNHAS É SINAL DE NERVOSISMO.

**FATO** Em primeiro lugar, é sinal de muito mau gosto e falta de educação. Mas significa também nervosismo, insegurança, perda de controle ou simplesmente cacoete. Na infância, se corrige colocando pimenta na ponta dos dedos. No adulto, fazendo terapia. Conheço jovens de trinta anos que nunca cortaram as unhas com tesoura. Só com os dentes...

## 50. Qualquer tênis é bom para caminhar ou correr.

**MITO** Nada mais falso. Há um tênis para cada função. Nem sempre o mais bonito ou mais do nosso gosto cumpre melhor a função para a qual queremos destiná-lo. O bom vendedor de tênis tem de conhecer seu artigo de venda e não simplesmente empurrar o mais caro ou a marca mais conhecida. Há marcas especializadas em corrida, outras são mais dedicadas a caminhadas. Nunca compre um tênis pelo jeitão ou pela beleza, ou apenas pelo conforto no pé. Informe-se sobre ele. Os corredores maratonistas chegam a usar um par de tênis a cada quatro meses, por isso esse é um mercado que cresce absurdamente.

## 51. Zumbido no ouvido se cura com silêncio total.

**MITO** Uma das coisas mais difíceis de curar é o zumbido de ouvido. No silêncio total ele parece ser ainda mais presente. Quando há outros ruídos, se confunde e pode até passar despercebido. Há inúmeras causas e, ao mesmo tempo, nenhuma para esse incômodo sintoma. Geralmente, não há alteração patológica que o explique tanto no ouvido quanto no cérebro. Algumas poucas vezes o zumbido é provocado pela circulação do sangue em uma artéria próxima do tímpano. Mas há outras causas. Fale com seu médico.

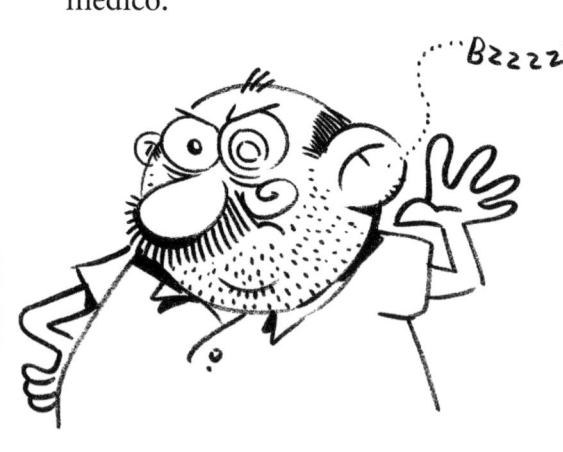

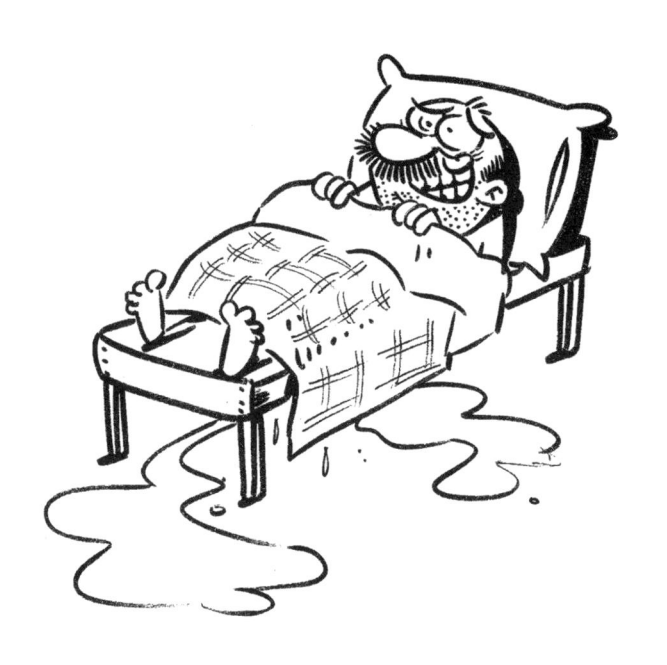

## 52. Xixi na cama depois dos cinco anos de idade é protesto ou insegurança.

**FATO** — É um distúrbio chamado de *enurese noturna* e geralmente se caracteriza exatamente por isto: criança querendo chamar a atenção dos pais, demonstrando sua insegurança, pedindo afeto etc. Do ponto de vista físico, todas as crianças têm condições de parar de fazer xixi na cama já com dois anos de idade – às vezes até antes.

## 53. Caminhar na esteira é igual a caminhar na calçada.

**MITO** O esforço ao caminhar na esteira ergométrica é mais regular do que ao caminhar na calçada. Mas há outra vantagem. A maioria das esteiras tem um mecanismo de absorção de impacto muito benéfico para a coluna e as articulações do quadril e dos joelhos. No entanto, as calçadas, apesar de geralmente irregulares, apresentam atrativos visuais muito compensadores. Imagine-se caminhando no calçadão de Ipanema, conversando animadamente com amigos que tenham histórias incríveis, como o Hélio Cipriano e o Alexandre Garcia, por exemplo. Não existe nada mais agradável. Não há esteira que substitua momentos assim.

## 54. Caminhar ou correr dá na mesma.

**MITO** Certamente que não. Os felizardos que alcançam viver mais de cem anos são, como regra, "caminhadores" e não "corredores". A corrida exige algumas condições especiais, como músculos e articulações de boa qualidade. E há sempre o risco de lesões, coisa rara na caminhada.

Sob o ponto de vista do treinamento cardíaco, caminhar é o suficiente para proteger o coração e estimular a circulação nas pequenas artérias, que impedem que grandes catástrofes ocorram quando uma artéria coronária principal se oclui. Claro que são exigidos ritmo, velocidade e frequência para estimular o coração.

Os cardiologistas aconselham caminhar pelo menos cinco vezes por semana, durante pelo menos trinta minutos, na velocidade de quem está com pressa (em torno de cinco quilômetros por hora). Você poderá caminhar até os cem anos de idade, mas provavelmente não correrá mais após os sessenta.

## 55. Viagra ajuda o pulmão.

**FATO** — Um dos ganhos secundários da invenção do Viagra foi a sua utilização para hipertensão pulmonar, uma doença irreversível, até então sem tratamento. Pacientes com defeitos congênitos no coração submetem o pulmão a pressões muito altas durante longo tempo. Se o defeito cardíaco não é corrigido, o pulmão altera sua estrutura definitivamente e perde sua capacidade prévia de oxigenação, deixando o paciente roxo em repouso e ainda pior ao se exercitar.

Essa alteração se chama hipertensão pulmonar. É uma condição muito grave, pois é irreversível e não conta com tratamento adequado, uma vez que nem sempre o transplante de pulmão tem bons resultados. Aí surgiu o Viagra, que age sobre a pressão nas artérias pulmonares, baixando-a e melhorando a condição de vida desses pacientes. Seu único inconveniente é que deve ser tomado três vezes por dia.

Para evitar constrangimentos dos usuários, a empresa farmacêutica lançou o mesmo produto com outro nome. Seria demais ter hipertensão pulmonar e ainda ser chamado de tarado por estar tomando Viagra em altas doses...

## 56. Antidepressivo é bom para todo mundo.

**MITO** — A pílula da felicidade ainda não existe. Antidepressivo não é bom para todos, tem indicações precisas, e somente alguns médicos podem prescrevê-lo. No entanto, o número de receitas vem aumentando absurdamente nos últimos anos, sem que haja controle nem entendimento claro quanto à utilidade do medicamento.

Os antidepressivos são um grupo de medicamentos de ação no sistema nervoso central ligados ao metabolismo da serotonina, um hormônio cerebral responsável pelas sensações de humor e prazer. Essa categoria de medicamentos é tão ampla que existem ações opostas dentro do mesmo grupo (por exemplo, há os que tiram o apetite e os que o aumentam). Portanto, a prescrição é muito individualizada e só deve ser feita por médico especializado.

## 57. A depressão é uma miscelânea de sensações e por isso é difícil diagnosticá-la.

**FATO**  Correto. Imagina-se que o indivíduo deprimido é aquele que fica quieto no fundo da sala, enquanto o exaltado do microfone, perturbando a paciência dos demais, é apenas o "nervoso", o "excitado". Você já pensou que pode ser exatamente o contrário? Frequentemente, a depressão se expressa por um nível de ansiedade incontrolável. A mudança de comportamento é que caracteriza a doença. E mais: indivíduos deprimidos podem simular situações normais de estresse, irritabilidade, discussões etc. Tudo menos o que consideramos a depressão clássica:

o sujeito calado, voltado para dentro de si mesmo, sem comer, sem tomar banho, sem fazer a barba. Esse é apenas o outro lado da moeda, digo, da doença...

## 58. COLESTEROL É TÃO PERIGOSO QUANTO CIRCUNFERÊNCIA ABDOMINAL COMO FATOR DE RISCO DE INFARTO E DERRAME CEREBRAL.

**FATO** Agora não é só moda, não. Tanto o colesterol elevado quanto uma circunferência abdominal acima de 102cm nos homens e acima de 85cm nas mulheres se correlacionam com maiores índices de infarto e derrame cerebral. Não há ainda como saber qual é o mais importante. Por via das dúvidas, é melhor atacar a ambos. Ter um colesterol menor do que 200 com LDL (ruim) menor do que 100 e HDL (bom) acima de 50 é o que podemos chamar de uma graça de Deus.

## 59. Quando o jato de urina cai no pé significa que a próstata está aumentada.

**FATO** Correto. Próstata aumentada diminui o jato de urina. Observe o alcance de seu jato. Se ele diminuiu recentemente, consulte logo seu urologista. A recomendação é a consulta anual ao urologista após os quarenta anos, acompanhada da medida do antígeno prostático específico (PSA) no sangue e da ecografia abdominal, que determina o tamanho, o volume, o aspecto e a presença de nódulos na próstata. Mas nenhum exame substitui ainda a consulta ao urologista e o toque retal.

## 60. Cuspir é bom porque limpa a garganta.

**MITO** — A secreção que sai pela garganta é chamada de muco porque é produzida pela mucosa, uma camada de células que reveste nossas vias respiratórias.

O muco é expelido pela tosse normalmente para cima, em direção à boca, e quase sempre é deglutido e destruído no estômago. O hábito de cuspir já foi muito comum no passado, e dele só sobraram as escarradeiras nos museus. Hoje, só é habitual em estádios de futebol. Os jogadores, graças aos milagres da televisão, cospem ao vivo e a cores para o mundo.

Em condições normais, não temos por que escarrar ou cuspir. Em uma situação de doença, com aumento da produção de secreção, isso poderá ser necessário. Mas discretamente, usando um lenço, ou dentro de lavatórios.

## 61. Masturbação aumenta a libido.

**MITO** A masturbação é uma manifestação da libido, mas não a aumenta. Pode, no máximo, tornar-se um hábito, e até um vício.

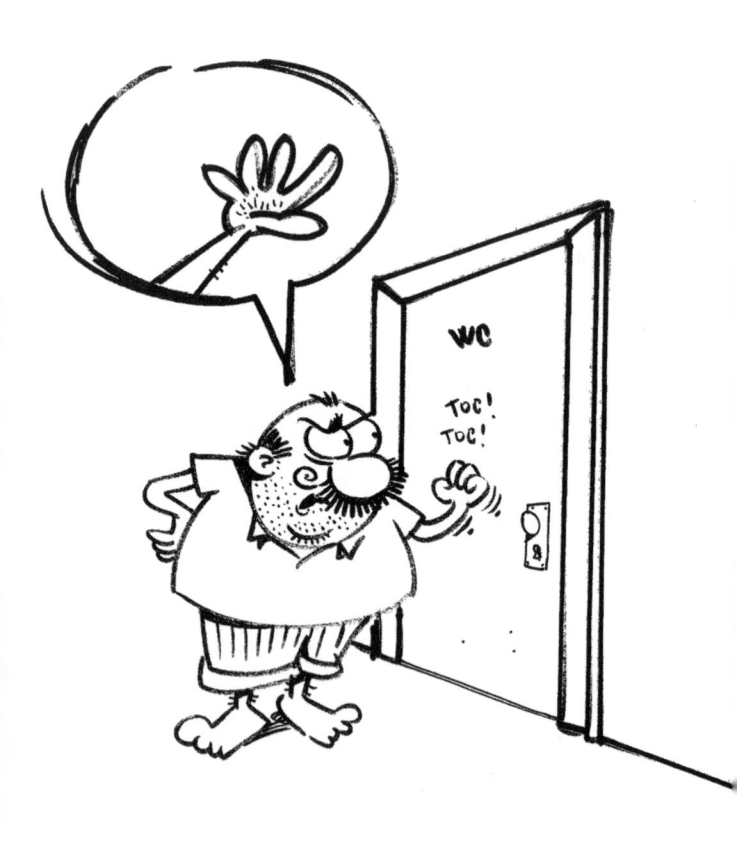

## 62. Masturbação provoca impotência precoce.

**MITO** A masturbação não provoca impotência, não reduz o tempo de atividade sexual e também não o prolonga. Não existe nenhuma evidência sobre isso (para a alegria de muitos jovens por aí).

## 63. Acordar durante a noite para urinar é sinal de problema nos rins.

**MITO** Acorda-se mais à noite para urinar quando o sono é superficial e a produção de hormônio antidiurético é insuficiente. Isso ocorre principalmente em roncadores que fazem apneias durante o sono e não passam das fases 1 e 2, oxigenam mal e têm baixa produção hormonal durante a noite. Nesses indivíduos, há baixa produção de hormônio antidiurético, que nos propicia horas de sono sem urinar. Por isso, urinam mais vezes durante a noite. Quando iniciam o uso de pressão positiva com máscara para dormir, a primeira observação que fazem é que pararam de urinar durante a noite. O mesmo ocorre com a produção de testosterona, e por isso há também redução da libido.

## 64. Ver alguém comendo dá fome.

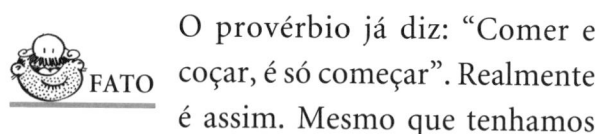

**FATO** O provérbio já diz: "Comer e coçar, é só começar". Realmente é assim. Mesmo que tenhamos recém almoçado, se vemos algo apetitoso, temos o impulso de comer de novo. Isso provavelmente seja um resquício de nossa vida nas cavernas: "Coma quando puder, porque você não sabe quando comerá de novo". Deve ser o atavismo de nossos antepassados ainda presente em nossas células.

## 65. Ver alguém bebendo água dá sede.

**FATO** Este impulso é semelhante ao anterior, mas se o apaziguamos recentemente, somos menos vulneráveis a ele. Se recém bebemos um belo copo d'água, um outro copo não nos emociona tanto.

## 66. Fungo de unha se pega em manicure.

FATO

Infelizmente, este é um dos meios de disseminação de fungos mais comuns nos dias de hoje. Nos salões de beleza, às vezes não existe higienização adequada do instrumental, e com isso a disseminação é ampla e irrestrita. Os fungos são mais difíceis de esterilizar do que as bactérias, e também mais difíceis de tratar depois de instalada a infecção. Quando atingem as unhas, fica ainda mais difícil o tratamento, às vezes levando meses com antifúngicos no local e por via oral.

## 67. Bronzeador tipo pintura não faz mal para a pele.

**FATO** Os índios tinham razão. É melhor pintar a pele. Os bronzeadores artificiais, também chamados autobronzeadores, são inócuos e têm como inconvenientes apenas a necessidade de repetição e a possibilidade de não produzirem um efeito homogêneo, causando manchas mais intensas em determinados lugares. Mas, certamente, não provocam as alterações potencialmente cancerígenas do banho de lua e suas radiações UVA e UVB.

## 68. A testosterona baixa após os sessenta anos.

**FATO** É o inexorável ciclo da vida. Mas às vezes os hormônios masculinos se antecipam em sua queda e já aos cinquenta anos iniciam um longo declínio, sem nenhuma razão conhecida. Aparentemente, nossos antepassados sofriam menos desse mal, mas também viviam menos. Agora vivemos mais, mas podemos ser sacrificados por um longo período de testosterona baixa e com a probabilidade de uma queda precoce do hormônio. Há, no entanto, a perspectiva recente de sua reposição, além do uso de Viagra, o que torna a vida sexual ativa por mais tempo. Viva a tecnologia!

## 69. Antidepressivo diminui a libido.

**FATO & MITO** Isso é verdade para a maioria dos antidepressivos. Porém, há um grupo deles que estimula a ereção e tem uma ação saudável sobre a libido. Por se tratar de um vasto grupo de medicamentos, com ações variadas, pode-se dizer que os antidepressivos podem ter algumas ações opostas, se considerarmos subgrupos diferentes.

## 70. Estresse agudo causa queda de cabelo.

**FATO** Situações de extremo estresse podem levar à calvície total em poucas semanas. Muitos soldados foram à guerra cabeludos e voltaram carecas. Também não é incomum homens perderem completamente os cabelos durante um processo de divórcio.

## 71. Podemos morrer de susto.

**FATO** — Claro que sim. É só termos uma condição cardíaca prévia que permita desencadear uma forte arritmia no momento do susto. São as causas mais comuns: 1) a presença de um foco de arritmia, ou seja, um ponto gerador de disparos do coração que pode ser sensível a estímulos externos como sustos; 2) a presença de uma obstrução em uma artéria coronária que, no momento do susto, se aperte ainda mais com um espasmo, diminuindo a passagem do sangue e provocando a redução da oxigenação de uma área do coração. Muitas mortes ocorridas em desastres de trânsito, em incêndios ou em afogamentos são, na verdade, mortes cardíacas não identificadas como tal.

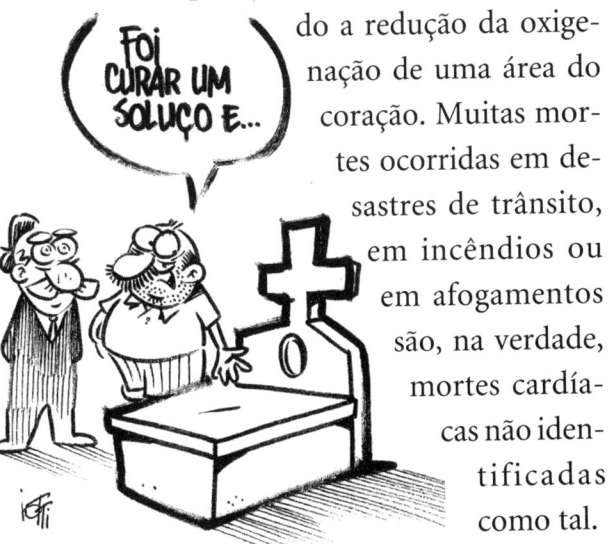

## 72. Colesterol dá em árvore.

**MITO** O colesterol é tipicamente um produto do fígado de seres vivos do reino animal; portanto, nada tem a ver com o mundo vegetal (ou seja, não dá em árvore). Portanto, quando se lê numa lata de azeite de oliva "Não contém colesterol", trata-se de uma estratégia de venda, porque não há como o azeite de oliva originar-se do reino animal.

## 73. O câncer mais comum é o de pele.

**FATO** Curiosamente, é também o mais evitável, pois depende unicamente do cuidado na exposição ao sol.

## 74. Morremos com os mesmos neurônios com que nascemos.

**MITO** Aparentemente, depois dos cinquenta anos, começamos a "queimar" neurônios, ou seja, eles começam literalmente a se destruir mas, em contrapartida, aumentam as conexões entre os neurônios já existentes. Com isso, a eficiência é mantida, dentro de certos limites, mas é inegável a perda progressiva em termos de memória, agilidade mental etc. Obviamente, há alguns superdotados que vão com todo o potencial até o fim, apesar de não termos uma explicação lógica para isso. Os novos estudos com tomografia por emissão de pósitrons (PET) permitirão conhecer muito sobre o que determina a atividade cerebral. Mas, definitivamente, não morremos com os mesmos neurônios com que nascemos.

## 75. Masturbação faz mal à saúde.

**MITO** Não há nenhuma evidência de que masturbação faça mal à saúde física. No entanto, certamente não é tão saudável do ponto de vista mental. Mais saudável é a relação sexual realizada por casais em relacionamentos estáveis.

## 76. Homens não podem falhar na cama.

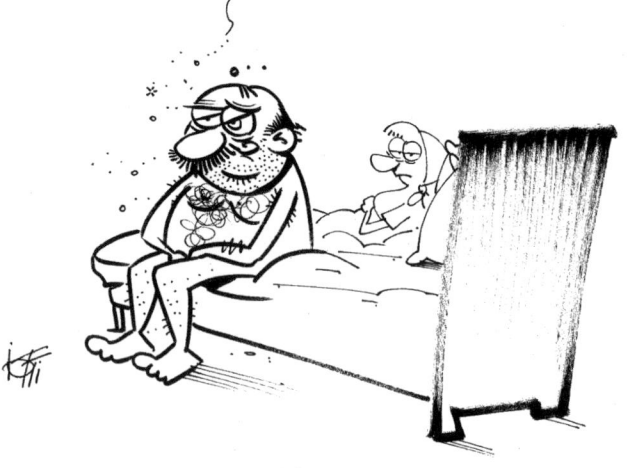

**MITO** Este estigma é o que mais provoca fracassos. Se o homem não tivesse a "obrigação" do desempenho, certamente seu índice de sucesso seria mais alto. Não é raro o homem solicitar sigilosamente uma receita de Viagra durante uma consulta para não falhar com a própria mulher. Se o assunto fosse encarado abertamente, sem mistérios, sem tabus, a chance de desacertos diminuiria muito.

### 77. As mulheres nunca falham na cama.

**MITO** Puro engano. Os insucessos femininos são muito frustrantes, pois podem passar despercebidos e ser incompreendidos. Mais uma vez, a melhor saída é a discussão aberta do problema. Fingir orgasmo não é solução, é simplesmente adiar um problema maior. A falta de motivação na cama pode ser falta de amor, repulsa, relacionamento falido. Pode não ter nada a ver com sexo. Ou seja, o sexo pode estar sendo inoportuno devido a outros problemas do relacionamento.

## 78. Pênis grande dá mais prazer.

**MITO** Só em filme pornô. Aliás, para filmar naquelas posições, só tendo um pênis com grande extensão. O tamanho do pênis não é importante na geração do prazer sexual para a parceira. Quando vejo propagandas de clínicas que prometem aumento do tamanho pênis, fico pensando se não seria melhor aumentar o tamanho do cérebro...

## 79. O homem é responsável pelo orgasmo feminino.

**MITO** Homem e mulher são responsáveis pelo orgasmo masculino e feminino, cada um pelo seu e pelo do seu parceiro. Trata-se de um mecanismo duplo, em que cada participante deve cuidar do outro sem descuidar-se de si mesmo. Aqui, mais do que em qualquer outra situação, é dando que se recebe...

## 80. Mulher ativa no sexo revela sem-vergonhice.

**MITO** Isso é coisa do passado. Hoje, sexo e prazer andam juntos, ninguém faz sexo simplesmente por fazer ou para cumprir o carnê. A mulher de hoje, se não está satisfeita com o parceiro, vai adiante. A fila anda. Não se trata de sem-vergonhice, mas de autenticidade.

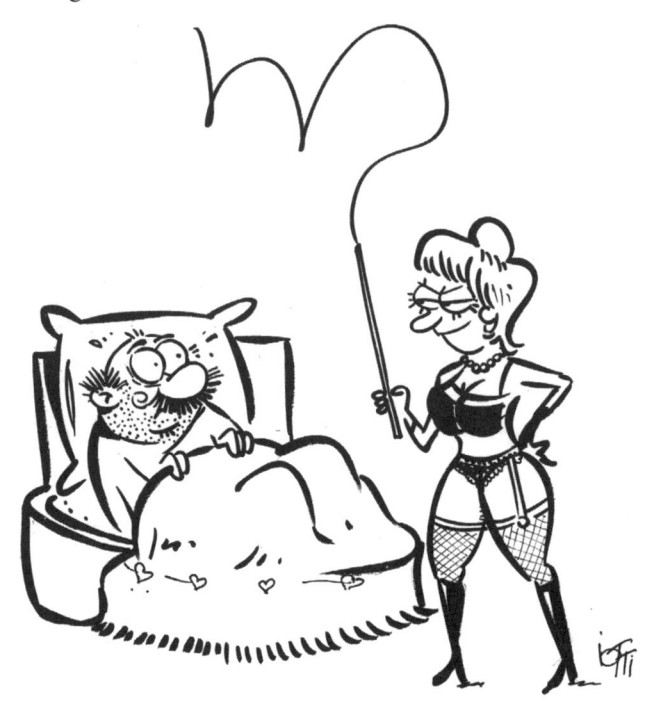

## 81. AS MULHERES TÊM MENOS DESEJO SEXUAL DO QUE OS HOMENS.

**MITO** Durante séculos as mulheres foram mais reprimidas do que os homens, mas isso não significava que tivessem menos desejo. Hoje, com um mundo mais aberto, o desejo feminino está mais à mostra. Homens e mulheres são iguais quanto ao desejo. Porém, os homens pensam mais em sexo do que as mulheres. Por imposição da natureza, no transcorrer do dia, em média, os homens pensam 54 vezes em sexo, enquanto as mulheres pensam apenas 19. Mas elas sucumbem menos ao desejo do que eles. A frase "a ocasião faz o ladrão" ainda serve muito mais para os homens.

## 82. EM MATÉRIA DE SEXO, ENTRE QUATRO PAREDES VALE TUDO MESMO.

**FATO & MITO** Não é bem assim. Há limites ditados pelo respeito mútuo entre o casal. Esses limites são estabelecidos pelos princípios e valores de cada parceiro e, quando transgredidos, colocam em risco a estabilidade da relação.

## 83. Batata-inglesa mata verruga. É só pôr em uma lata, jogar fora e esquecer.

**MITO** Simpatias antigas para eliminar verrugas são conhecidas às centenas e geralmente funcionam no tempo de desaparecimento normal da própria verruga.

## 84. Cozinhar em panela de ferro aumenta a absorção do ferro e seu nível no sangue.

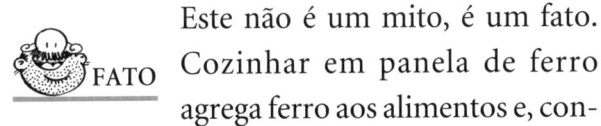

**FATO** Este não é um mito, é um fato. Cozinhar em panela de ferro agrega ferro aos alimentos e, consequentemente, ao sangue.

Devido ao tipo de dieta atual, rica em proteínas e grãos, já ingerimos grande quantidade de ferro. Isso aumenta a ferritina em nosso sangue, provocando uma série de reações metabólicas, com aumento final na produção de células vermelhas.

Todos conhecemos indivíduos de bochechas avermelhadas; eles provavelmente têm ferritina muito alta. O único tratamento para isso é doar sangue, para diminuir a hemoglobina.

Em tempo: ferritina elevada é uma das causas de problemas de fígado e coração, e também de depressão.

## 85. Alimentos com fibras melhoram o funcionamento do intestino.

**FATO** Fibras são carboidratos complexos, disponíveis principalmente em algumas leguminosas, como grãos integrais, frutas, verduras etc. Algumas são digeridas no aparelho digestivo, outras são inabsorvíveis. Elas são importantes porque, além de tornarem o bolo fecal mais maleável, facilitando o trânsito pelo intestino, também se prendem a moléculas de gordura, eliminando-as pelas fezes. Portanto, ingerir fibras regularmente é tudo de bom!

**86. Ouvir lições de inglês durante o sono facilita o aprendizado.**

MITO — Durante o sono, o melhor que fazemos é dormir e sonhar. Falar inglês, nem pensar. Pensar durante o sono? Nem por sonho!

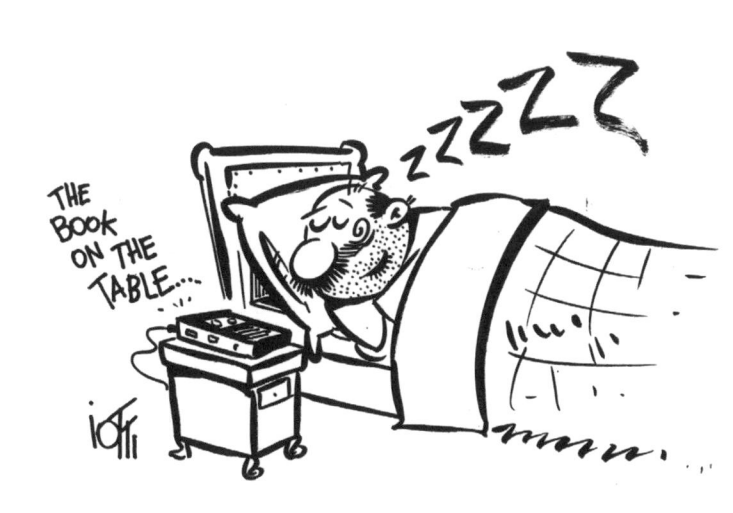

## 87. Andar ajuda a digestão.

**FATO** — Após as refeições, uma caminhada ajuda o trânsito dos alimentos pelo intestino. Comer e dormir em seguida é ruim, porque reduz a atividade digestiva no momento em que ela necessita estar mais ativa.

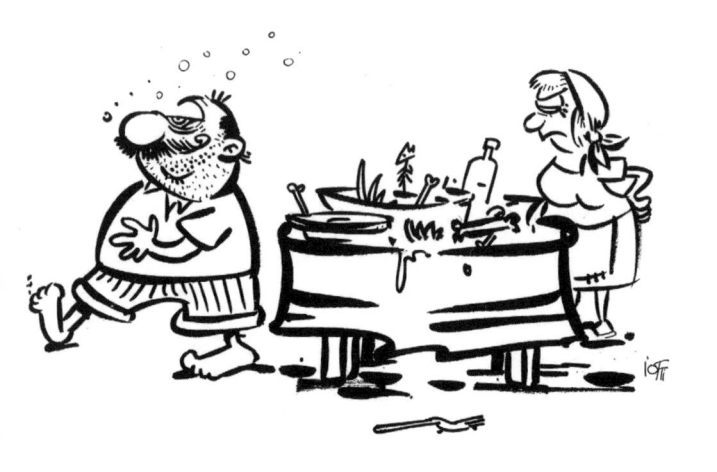

## 88. Exercícios pesados após o almoço são saudáveis.

**MITO** — O extremo oposto a dormir após as refeições é executar exercícios intensos. Isso também não é saudável. Uma caminhada sem esforço provavelmente seja o melhor exercício após as refeições.

## 89. Tudo o que é bom aumenta o ácido úrico.

**FATO** A orientação para corrigir o ácido úrico aumentado é complicada, pois atinge diversos hábitos pessoais: alimentação, consumo de bebidas alcoólicas e sedentarismo, que se associam ao ganho de peso corporal. A elevação do ácido úrico pode provocar um tipo de artrite conhecida como gota e também pedras nos rins ou caroços embaixo da pele, chamados de tofos. Na dieta, devemos reduzir as carnes em geral, diminuir bastante a ingestão de bebidas alcoólicas e é fundamental manter o peso sob controle. Mas nem todas as pessoas têm a tendência a elevar o ácido úrico.

## 90. Tomar sol depois de comer prejudica a digestão.

**MITO** — Não há uma contraindicação específica para tomar sol após as refeições, porém sabemos quão desconfortável isso pode se tornar. Comer ao sol e permanecer exposto a ele após a refeição pode ser motivo para o que os antigos chamavam de insolação, que nada mais é do que a dilatação generalizada dos vasos pelo excesso de calor, com tontura e até desmaio, devido à queda da pressão arterial.

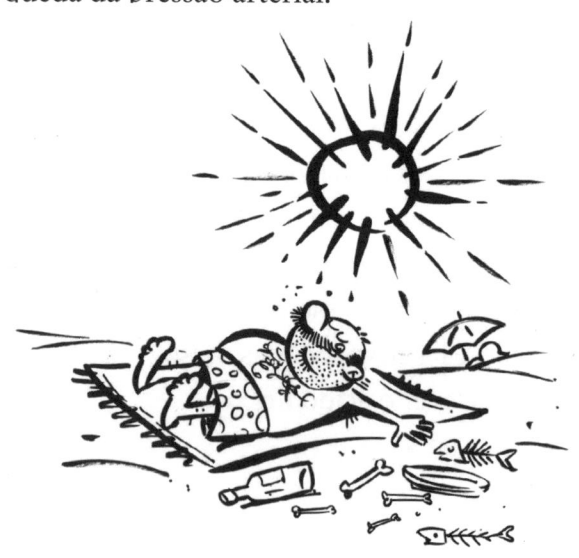

## 91. O COLESTEROL NUNCA É ALTO EM VEGETARIANOS.

**MITO** Pois aí está a má notícia. Quem tem a genética do colesterol elevado pode tornar-se vegetariano e seu fígado continuará produzindo colesterol excessivamente. Por isso, o uso de estatina é fundamental no tratamento do colesterol elevado.

## 92. O COLESTEROL É UMA GORDURA.

**MITO** Este é o mito. O colesterol não é uma gordura. É uma espécie de "detergente" preparado pelo fígado para dissolver as gorduras. Quando ingerimos gordura saturada (uma picanha gorda, por exemplo), o fígado recebe a mensagem de que vem gordura pelo estômago e manda colesterol pela bile para dissolvê-la. Acontece que aquele colesterol é reabsorvido ao longo do intestino, passa para o sangue e termina se depositando na parede das artérias, até o ponto de obstruí-las completamente. Quando isso acontece nas artérias coronárias que irrigam o músculo cardíaco, ocorre o infarto; quando acontece nas artérias cerebrais, é o acidente vascular cerebral.

### 93. Minha genética pode ser modificada.

**MITO** — Às vezes a genética é como uma bomba-relógio com data e hora para explodir. O bom é que, embora não possa ser modificada, essa bomba pode ser desarmada. Em primeiro lugar, devemos conhecer a genética da família. Geralmente sabemos tudo sobre as doenças de pais e avós, mas nada daí para trás. Temos de pesquisar esses fatores genéticos e fazer a prevenção recomendada. Não é difícil, mas requer dedicação e disciplina.

### 94. Anabolizante faz bem para todos.

**MITO** — Pelas controvérsias geradas entre atletas, é quase unânime que anabolizante só faz bem para velhos desnutridos que necessitam recuperar energia com rapidez. Certamente não é o caso para atletas ou para quem quer ganhar massa muscular a curto prazo ou melhorar seu desempenho físico. Aqui fica um enorme campo de discórdia e discussão.

## 95. Hormônio de crescimento aumenta a longevidade.

MITO

Outro grande campo de controvérsia é o uso de hormônio de crescimento. A maioria dos produtos que dizem promover o aumento da longevidade vêm cercados de longas discussões entre os grupos de médicos que os indicam e aqueles que os condenam. Na verdade, a única garantia de vida longa hoje é um estilo de vida saudável.

## 96. Testosterona normal para homens é fundamental.

**FATO** Realmente é. Níveis normais de testosterona permitem manter a libido e a ereção, além de evitar a perda da massa muscular. Hoje observa-se uma redução importante dos níveis de testosterona dos homens motivada por inúmeras causas, sendo o estresse da vida cotidiana talvez a principal delas.

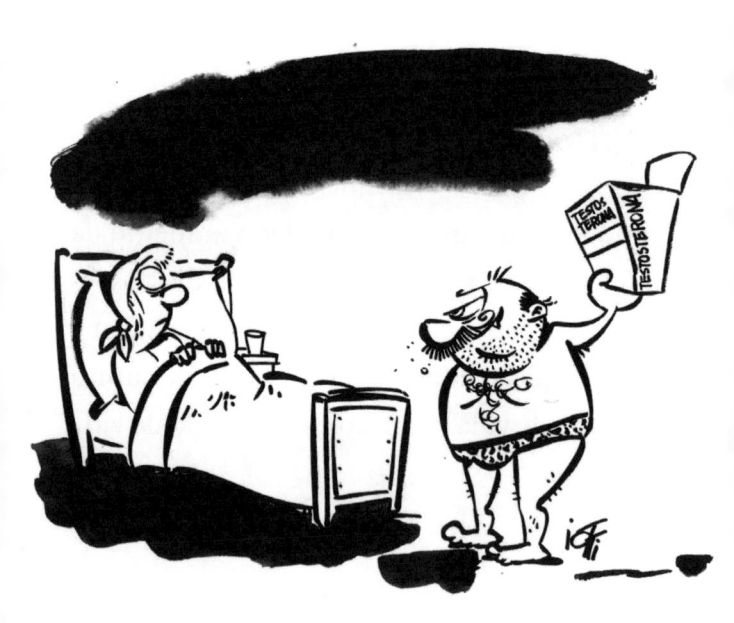

Com a melhor qualidade dos produtos farmacêuticos disponíveis, os urologistas têm aumentado a reposição de testosterona, tanto em solução injetável quanto em gel cutâneo, em comprimidos via oral ou em adesivos de pele. Não há ainda evidência contrária ao uso desse tipo de reposição. Os pacientes relatam melhora da libido e da disposição para o trabalho, apesar de uma certa tendência a engordar.

## 97. Azeite de oliva é remédio.

**FATO** Assim era considerado desde Hipócrates, o pai da medicina, há três mil anos. O azeite de oliva é composto de ácidos graxos monoinsaturados absolutamente saudáveis. Tem baixo conteúdo de gordura saturada. Seu uso no Mediterrâneo é milenar, onde, associado ao vinho, aos peixes e aos grãos de trigo duro, constitui a famosa dieta mediterrânea, bastante saudável para o coração.

## 98. Qualquer azeite de oliva faz bem para a saúde.

**MITO** Aí está a pegadinha. O azeite de oliva extravirgem, que é o que reúne as qualidades mais saudáveis, apresenta no máximo 1% de acidez. Sua produção é muito baixa em todo o mundo, mas a venda com esse título é absurdamente alta. Por isso, temos que ficar de olho nas melhores marcas e na acidez declarada pelos fabricantes sérios. (Quanto menor for a acidez do azeite, melhor ele será.)

## 99. Os óleos vegetais são todos iguais.

**MITO** Pelo contrário, são bem diferentes uns dos outros. Mas suas diferenças não são tão grandes a ponto de provocar algum dano à saúde. Todos os óleos vegetais são mais saudáveis do que a manteiga, a banha e as gorduras saturadas sólidas. Porém, existem nítidas diferenças entre eles no que diz respeito à presença de gorduras saturadas e ácidos graxos monoinsaturados. Todos têm baixos índices de gorduras saturadas. O azeite de canola, por exemplo, está na ponta, com 7% de gorduras saturadas, em relação ao azeite de girassol, com 12%; a seguir vêm os azeites de milho e oliva e o óleo de soja, todos com 14%.

## 100. Toda gordura é ruim.

**MITO** Não. Existem gorduras boas e gorduras ruins. O mito de que todas as gorduras são ruins foi criado pelo estigma das palavras "gordo" e "gordura". Há gorduras saudáveis. São geralmente líquidas e chamadas de insaturadas, pois, do ponto de vista químico, ainda admitem espaço para novos átomos de hidrogênio.

As gorduras consideradas saudáveis são as monoinsaturadas, presentes nos azeites de oliva (74%) e canola (59%), e as poli-insaturadas, presentes nos ácidos linoleicos, como o ômega-3 e o ômega-6, que podem ser encontrados no óleo de girassol (66%), no azeite de milho (59%), no óleo de soja (38%) e no azeite de canola (32%), e também nos óleos de peixe e nos próprios peixes.

## 101. Seu endereço indica seu risco cardiovascular.

**FATO** De acordo com um estudo recente desenvolvido pelos doutores Aloyzio Achutti, Sérgio Bassanesi e Maria Inês Azambuja, o risco cardiovascular pode ser definido pelo código postal. Bairros mais privilegiados economicamente chegam ter mortalidade de origem cardíaca três vezes mais baixa do que outros mais pobres. Isso se deve a inúmeros fatores: ambientais, dietéticos, de segurança, de hábitos, educacionais etc.

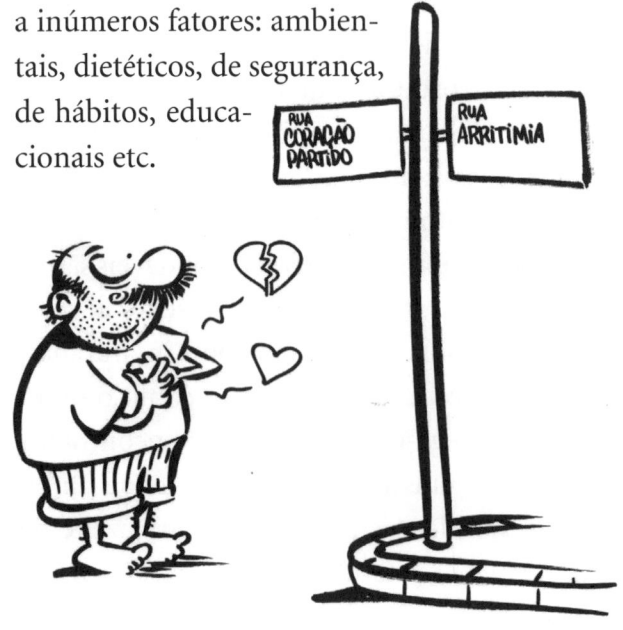

## 102. A dieta das classes sociais mais baixas encurta a vida.

**FATO** Aparentemente sim, porque se baseia em produtos de baixo preço, em geral de má qualidade, que contêm gorduras trans – como margarinas, salgadinhos, bolachas – e gorduras saturadas – como embutidos e frituras.

O uso indiscriminado de gorduras de má qualidade, sem dúvida, acelera a formação de aterosclerose.

Além disso, é nas populações mais pobres que existe maior consumo de álcool de pior qualidade e de fumo.

## 103. A fome só desaparece após o estômago estar cheio.

**FATO** Correto. O reflexo da fome só é inibido depois de distendido o estômago. Por isso, o artifício de comer uma grande salada como abertura da refeição tem muita lógica.

## 104. Ficar muitas horas sem comer aumenta a fome e engorda.

**FATO** Os gordos em geral comem muito, uma vez por dia. Comer pequenas quantidades várias vezes por dia é mais saudável. Muitas dietas de emagrecimento usam este artifício, e aparentemente funcionam.

## 105. Comer antes de dormir é bom.

**FATO** Uma gelatina ou um pequeno lanche antes de dormir forra o estômago e facilita o sono. Estômago vazio produz ácido clorídrico, que fica atuando sobre suas paredes, danificando as células. A presença do alimento atenua isso.

## 106. Comer cenoura em grande quantidade bronzeia a pele.

**FATO** O caroteno imprime sua coloração bronze-avermelhada à pele das crianças que tomam suco de cenoura diariamente. No adulto, o mesmo fenômeno acontece em escala menor, devido ao volume de caroteno em relação à extensão da pele.

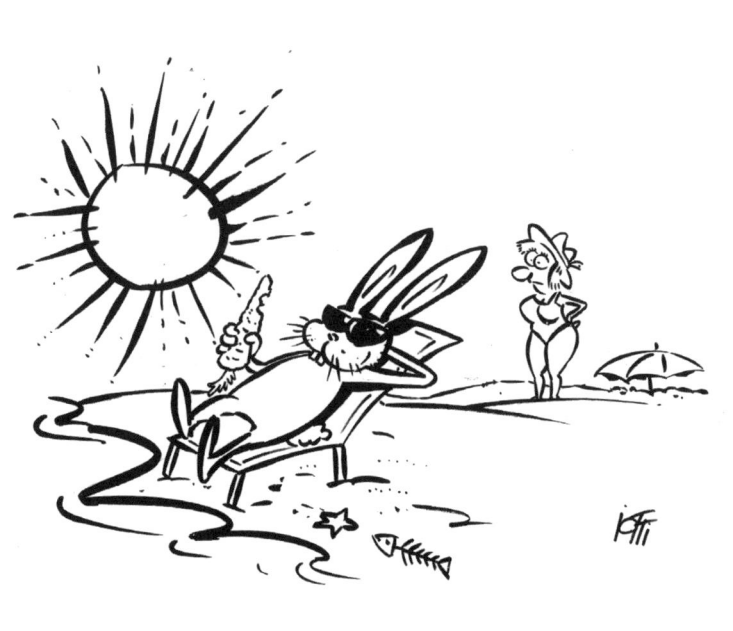

## 107. Sucos de frutas são bons para diabéticos e obesos.

**MITO** Os sucos de frutas são muito calóricos e ricos em açúcar e por isso devem ter seu consumo limitado para diabéticos e obesos em dieta. O concentrado da fruta é pior do que a fruta *in natura*.

## 108. Alguns cânceres "entram" pela boca.

Alguns tipos de câncer são devidos à alimentação. Por exemplo, a ingestão de gordura durante anos leva aos cânceres de cólon e de mama. **FATO** Claro que existem outros fatores associados, como a genética. O câncer de estômago também tem relação com a alimentação. É bom conhecer esses detalhes para evitar a doença.

## 109. A maioria dos infartos são "preparados" durante anos.

**FATO** Os infartos não acontecem de repente. Os erros se sucedem ao longo dos anos. Sedentarismo, obesidade, colesterol elevado, estresse, pressão arterial alta... É só questão de tempo.

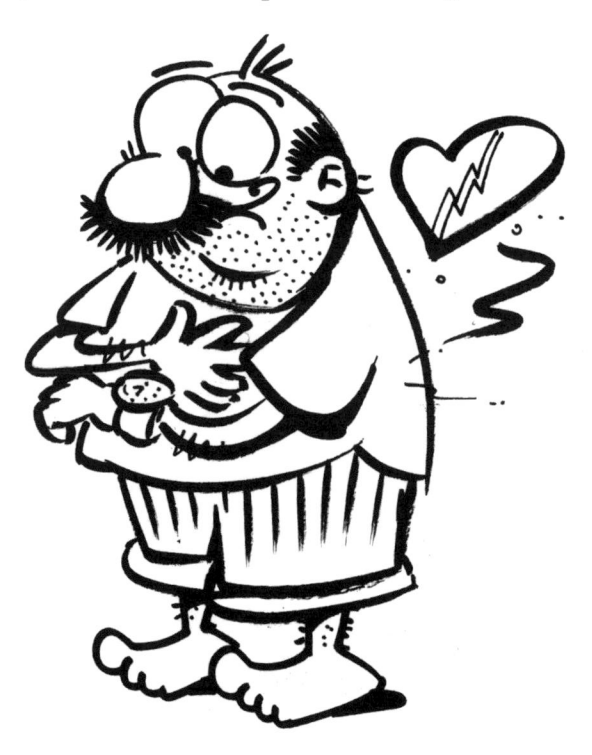

## 110. Temos como prever nosso risco de infarto em três anos.

**FATO** Há alguns indicadores que permitem saber se temos chances de sofrer um infarto em um prazo de três anos. Além do colesterol elevado, da glicose e da pressão arterial acima dos limites normais, existe agora um novo indicador: a proteína C reativa, ou PCR. Trata-se de uma proteína elaborada pelo fígado quando existe alguma inflamação em nosso corpo, e, se ela estiver presente nas artérias, poderá gerar um coágulo e ocluir o vaso.

Se for uma coronária, será um infarto; se for um vaso cerebral, será um acidente vascular cerebral. Podemos detectar essa proteína elevada no sangue precocemente e com isso prevenir o infarto. O problema é que qualquer processo inflamatório também faz subir essa proteína, o que pode confundir a interpretação do resultado. Mas, não havendo sinais de outras inflamações, funciona como indicador de risco de infarto mais elevado. Vale a pena levar a sério...

## 111. Sexo oral não transmite aids.

**FATO** Não. Nem beijos nem abraços. O sexo oral normalmente não transmite aids, mas para cúmulo da coincidência o risco existe se houver lesão sangrante ativa na boca e no pênis. Porém, coincidências podem acontecer. O melhor mesmo é se proteger.

## 112. O sono não acumula.

**MITO** Todos dizem que não, mas temos a sensação às vezes de que, para botar o sono em dia, devemos dormir várias horas a mais do que a nossa rotina permite. Um amigo humorista, Carlos Nobre, costumava dizer, quando entrava em férias: "Estou botando o sono atrasado em dia. Já completei o ano de 1989 e estou entrando em 1990."

## 113. Azia é incurável.

**MITO** Quem tem acidez gástrica e refluxo sabe quanto é sofrida a vida. Qualquer coisa provoca azia e má digestão. Além disso, há uma certa tendência ao câncer de laringe por irritação causada pelo suco gástrico que reflui pelo esôfago.

As células que revestem o estômago são uma fábrica de ácido clorídrico. Quem tem produção excessiva desse ácido sofre dos sintomas desse excesso. O vinho aumenta a produção da fábrica, e os doces a aceleram. E assim há uma lista infindável de coisas boas que terminam sendo evitadas. Mas hoje se descobriu como sabotar a fábrica de ácido clorídrico, levando sua produção quase a zero. São remédios de uso diário por tempo irrestrito, com poucos efeitos colaterais, que podem mudar a vida dos sofredores de azia. Fale com seu médico.

## 114. Quem já teve infarto não pode fazer seguro de vida.

**MITO** — Claro que pode. Deve, no entanto, declarar que já teve infarto, pois será incluído em outra categoria de seguro. Informe-se com seu corretor.

## 115. Qualquer dor no peito é perigosa.

**MITO** — Qualquer dor no peito exige *atenção*. Nem todas são perigosas. *Na realidade, muitas estão relacionadas a problemas ósseos e musculares da coluna ou da caixa torácica.* Um pequeno número de casos se deve a problemas pulmonares e pleurais com certa gravidade. Dores no meio do peito descritas pelo paciente com a mão espalmada, em aperto, ardência, caminhando para o pescoço e braço esquerdo são provavelmente cardíacas e devem ser tratadas em emergência hospitalar com toda a rapidez.

## 116. Quem sofre de cinetose deve sentar à janela em viagens.

**MITO** — Cinetose é o enjoo em viagens de automóvel, barco ou avião. Sentar à janela só ajuda se for para vomitar mais livremente. O melhor lugar é no centro do carro, no assento da frente, fixando um ponto longínquo, para que a sensação de movimento seja menor. Em avião, no meio da aeronave. Em ônibus, também.

## 117. Quem enjoa em carro, não deve comer antes de viajar.

**FATO & MITO** — Há menos chance de vomitar quando o estômago está vazio. A náusea pode ocorrer com ou sem alimentação prévia. Entretanto, recomenda-se um suco ou gelatina antes da viagem, para evitar que o suco gástrico em excesso provoque ainda mais enjoo.

**118. Nos casos de diarreia, é melhor deixar que saia tudo, porque senão recolhe a infecção.**

**FATO & MITO** Esta é uma velha discussão. Pode até ser verdade para as toxinfecções alimentares banais, mas em casos mais severos devem ser usados mecanismos de contenção da diarreia para impedir que haja maior desidratação.

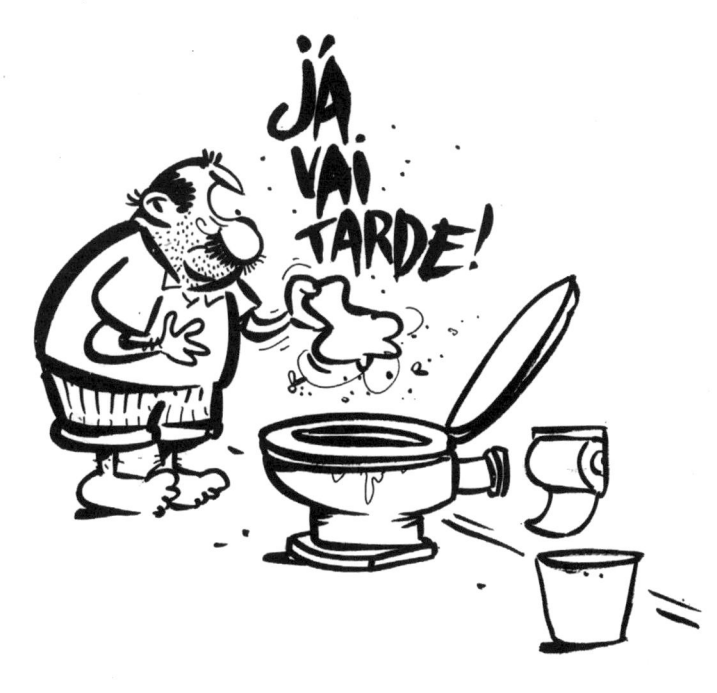

## 119. Maquiagem, principalmente lápis de contorno de olhos, é inofensiva.

**MITO** Os lápis de contorno de olhos marcam a região da pálpebra imediatamente em contato com o olho, na transição da pele com a conjuntiva. Se não são biocompatíveis, podem provocar uma enorme alergia sobre a conjuntiva, uma inflamação conhecida como conjuntivite. Como as mulheres jamais desistirão de se maquiar, recomendamos o uso de marcas conhecidas e fiscalizadas pela ANVISA (Agência Nacional de Vigilância Sanitária).

A conjuntivite pode ser causada pelo uso de um lápis contaminado com alguma bactéria ou vírus que pode infectar a conjuntiva, ou pelo compartilhamento de maquiagem de pessoas que estejam com infecções no olho, ou se os cosméticos tiverem alguma substância que provoque alergia.

## 120. Gelo na boca cura náusea.

**FATO** Este é um bom truque doméstico. Experimente na próxima vez em que tiver enjoos. Provavelmente funcione por mecanismos reflexos do aparelho digestivo.

## 121. Para azia, água gelada.

**FATO** Funciona parcialmente. Depois, a produção de ácido clorídrico continua e a azia volta. Medicamentos bloqueadores da produção de ácido devem ser usados.

## 122. Bebês precisam arrotar porque engolem muito ar.

**FATO** Os mecanismos de deglutição dos bebês não estão ainda bem desenvolvidos e, por isso, junto com o leite, eles deglutem muito ar. Eis por que é importante fazê-los arrotar após a mamada; caso contrário, regurgitam ou até vomitam.

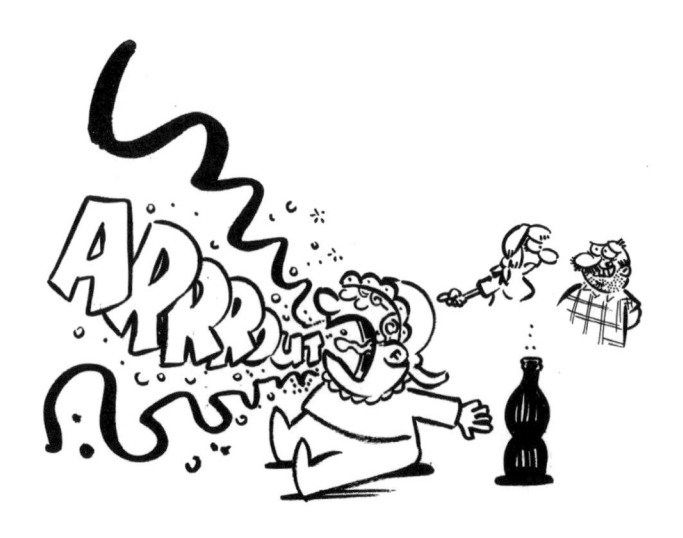

## 123. Chá de beterraba dissolve cálculo da vesícula.

MITO — O que resolve cálculo de vesícula biliar é cirurgia por vídeo. Entra-se no hospital pela manhã e à tardinha já se está em casa sem vesícula e sem cálculos. É o método mais seguro e eficaz.

## 124. Chá de quebra-pedra dissolve cálculo renal.

**MITO** A erva quebra-pedra nasce entre as pedras das calçadas de nossas cidades do interior. Ela se infiltra em qualquer lugar. Não é de surpreender, pois, que se imagine que possa romper até as pedras dos rins. Porém, estas são bem mais complexas. Consulte seu urologista a respeito.

## 125. Tomar pouco líquido sempre causa prisão de ventre.

**FATO** Geralmente sim, mas não é uma regra. Além disso, com pouco líquido, muitas funções do organismo estarão prejudicadas, pois a água, junto com o oxigênio, é o combustível para todas as reações metabólicas.

## 126. Sinusite depois de gripe é rara.

**MITO** Pelo contrário, tem se tornado cada vez mais comum. Ultimamente, após gripes virais, infecções bacterianas vêm se instalando sobre os seios da face, que são espaços ocos nos ossos maxilares e frontal, forrados pela mesma camada de células das fossas nasais, com as quais se comunicam. A gripe gera uma inflamação em toda a área e, em consequência, ocluem-se esses canais de comunicação e a secreção fica retida dentro dos seios, o que acaba causando infecção com bactérias ocasionais. Por isso, frequentemente, após um estado gripal por vírus, se segue uma sinusite bacteriana, que deve ser tratada com antibióticos, pois vírus não respondem a antibióticos; bactérias, sim.

## 127. Passamos a noite sonhando.

**MITO** Na realidade, o sonho não dura mais do que alguns momentos e ocorre na fase REM do sono, que acontece lá pelas cinco horas da manhã. Podemos identificar uma pessoa que esteja sonhando pelos movimentos dos olhos com as pálpebras fechadas (daí o nome REM, do inglês *rapid eye movement* – movimento rápido dos olhos).

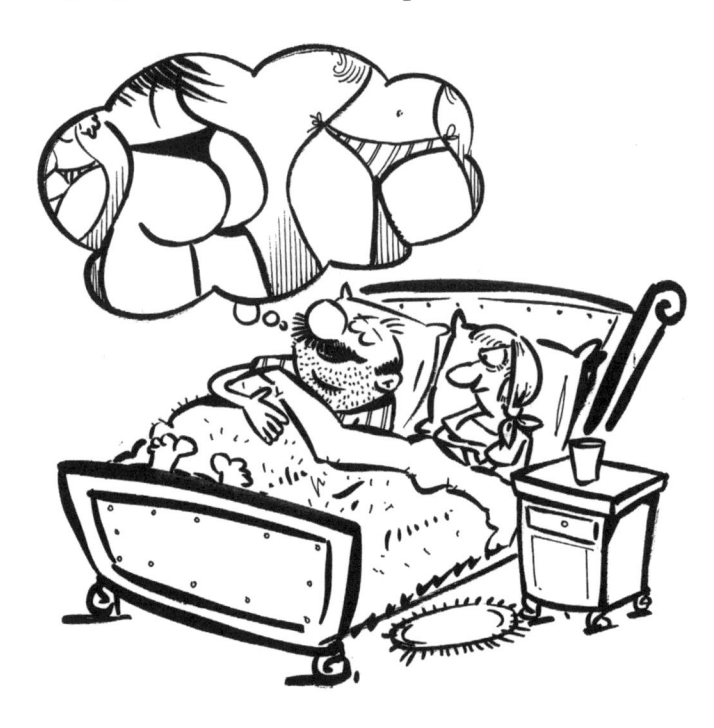

## 128. Quem tem seguro-saúde pode adoecer à vontade. Está tudo pago.

**MITO** Não é bem assim. Leia com atenção o seu contrato e veja qual é a abrangência de sua cobertura. A grande limitação dos planos é o pagamento de órteses e próteses, que são equipamentos de uso temporário ou permanente, de custo geralmente alto e que todos os planos fogem de pagar, como os sonegadores fogem do fiscal do imposto.

O segredo é, ao contratar o plano, observar os seguintes itens: 1) o plano cobre consultas e exames?; 2) o plano cobre diagnóstico e tratamento das doenças relativas à minha idade (gravidez, traumatismos)?; 3) o plano cobre procedimentos complexos (cirurgia cardíaca, neurocirurgia)?; 4) o plano cobre órteses e próteses?

Ao contratar, é tudo fácil. Na hora de usar, só Deus sabe (e olhe lá!).

## 129. Quem estuda mais tempo vive mais.

FATO — Isso já está comprovado. Indivíduos que permanecem em contínuo aprendizado vivem mais. Fazer um curso na terceira idade prolonga a vida. A curiosidade por aprender, a leitura, a pesquisa, a imaginação são componentes saudáveis de uma vida longa.


## 130. Precisamos beber oito copos d'água por dia.

MITO — Não existe nenhuma evidência provando que necessitamos de dois litros d'água por dia (o que dá aproximadamente oito copos). Os fisiologistas revisaram todos os aspectos deste problema e não conseguiram suporte a tal teoria. O que regula a necessidade de líquidos é a sede. Ingerimos água através do leite, das verduras, do café etc. Mas a complementação com água pura também é importante. O parâmetro deve ser uma urina clara, transparente como água.

Se for mais concentrada, de cor amarela forte, mostra a necessidade de aumentar a quantidade de ingestão de água. Mas oito copos por dia pode ser um exagero.

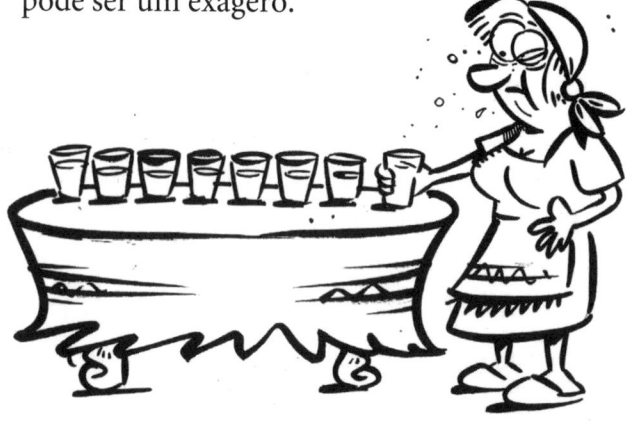

## 131. Usar bracelete de cobre cura a artrite.

**MITO** Os braceletes de cobre não são indicados pelos médicos para tratamento da artrite embora já tenham sido populares em outras épocas. A ideia é que o cobre seria absorvido pela pele e contribuiria no tratamento da artrite. Não existe nenhuma evidência científica que confirme isso. Só serve mesmo é como enfeite.

## 132. LER COM POUCA LUZ AFETA OS OLHOS.

**MITO** Ao contrário do que todos pensam, ler com pouca luz não afeta os olhos. Pode somente cansar a musculatura em torno deles, que se contrai mais para se adaptar à escuridão. Mas, obviamente, não é saudável ler com pouca luz ou deitado em má posição, com o livro muito perto dos olhos, pois é ruim para a coluna.

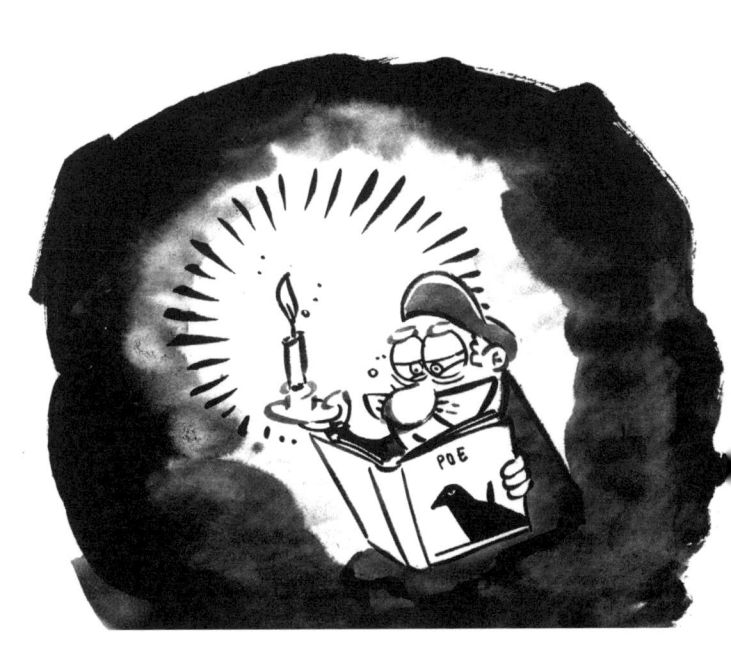

## 133. O uso de óculos de sol pode evitar a cegueira.

**FATO & MITO** A luz solar, com seus raios ultravioleta, é muito agressiva às áreas expostas do corpo humano: pele, lábios e olhos. Nos olhos, a luz solar é uma das causas suspeitas das cataratas e da degeneração macular, que podem provocar cegueira. Ambas são doenças comuns na terceira idade e que tiram progressivamente a visão. Apesar de não haver comprovação disso, o uso de óculos de proteção solar tornou-se obrigatório hoje, principalmente após a redução da camada de ozônio e o aumento da radiação em torno de nós.

## 134. Vacinas são só para crianças.

**MITO** Cada vez mais, vem ficando claro que vacina é para todas as idades. Vacina contra gripe e pneumonia, por exemplo, é indicada para todos, principalmente para os mais velhos. A vacina contra a febre amarela está sendo necessária em quase todo o território nacional. Contra a hepatite B, deve ser usada por quem pertence ao grupo de risco. Assim, hoje, tanto adultos como crianças se beneficiam das vacinas.

## 135. O maior depósito de germes num banheiro é a escova de dentes.

**FATO** Você imaginava isso? Não tenha pena. Jogue fora sua escova a cada mês e você terá uma vida mais saudável.

## 136. Os mosquitos são os maiores inimigos do homem.

**FATO** Pela quantidade de doenças que transmitem, podemos elegê-los como os inimigos mais perigosos do ser humano. São 300 milhões de casos de malária por ano, com 1,2 milhão de mortes. São 3 mil espécies de mosquitos transmitindo diferentes doenças. Alguns atacam de dia e são urbanos, como os da dengue; outros agem de noite e são silvícolas, como os da febre amarela. Mas todos são inimigos mortais.

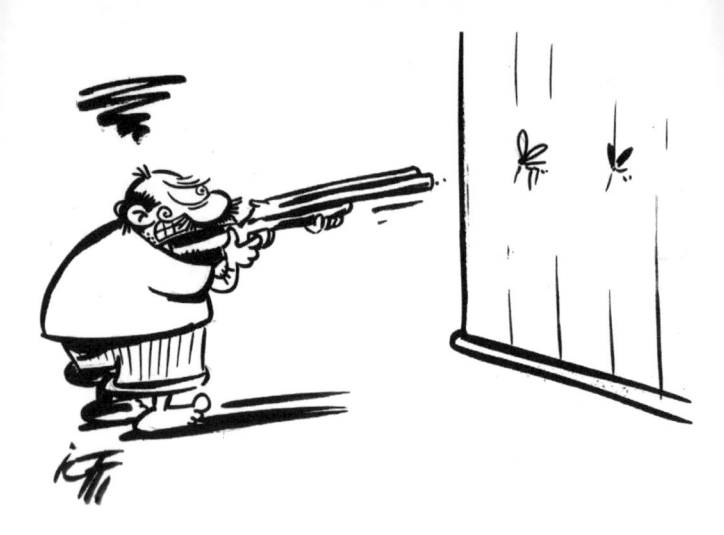

## 137. Vitamina C previne resfriados e gripes.

**MITO** Infelizmente, não é verdade. As doses normalmente ingeridas dessa vitamina na alimentação usual já são suficientes para o nosso sistema metabólico. Um sistema imunológico bem-equilibrado por uma vida saudável previne, mas não impede a ocorrência de gripe alguma.

## 138. Lavar as lentes de contato com água da torneira pode lesar seus olhos.

**FATO** Sim, e também pode estragar as lentes. A água da torneira não tem os componentes do líquido especialmente preparado para lavar, desinfetar e conservar as lentes de contato. Assim, pode danificar suas lentes e causar dor e vermelhidão em seus olhos. Evite.

## 139. As mulheres se viciam no fumo mais facilmente do que os homens.

**FATO** Não se sabe a razão, mas é verdade. Há vários estudos demonstrando esse fato. Mas, para deixar de fumar, a batalha de homens e mulheres é semelhante. Por isso, o melhor é não começar.

## 140. Ruído de água correndo de torneira aberta dá vontade de urinar.

**FATO** Se você acha que não, faça a experiência. Mas mantenha-se perto de um banheiro. Esse artifício é usado pelos pediatras com crianças com retenção urinária, e não falha nunca.

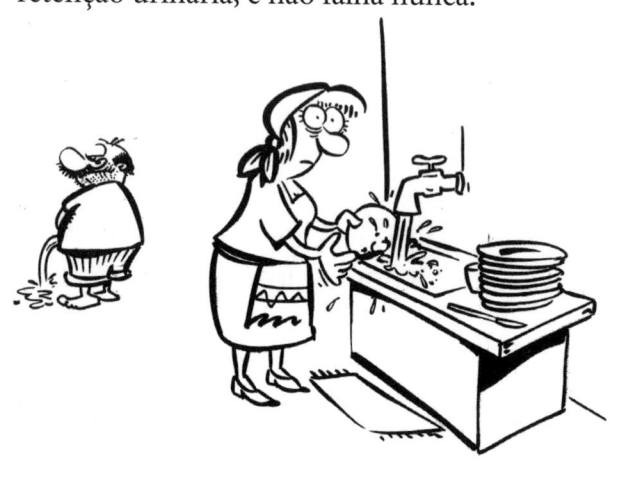

## 141. Doar sangue periodicamente reduz o risco de ataque cardíaco.

**FATO** Quem doa sangue periodicamente tem níveis de ferro mais baixos e, portanto, menor probabilidade de problemas cardíacos. Há especulações de que esse seja um dos mecanismos de proteção de que as mulheres dispõem antes da menopausa pelas menstruações. As dietas ricas em carne aumentam a ferritina no sangue, que está surgindo como um dos mecanismos metabólicos de aceleração da doença.

## 142. É melhor estar bem-treinado do que magro.

FATO — Este é um fato interessante. É melhor estar bem-treinado do que estar magro. Se tivéssemos de escolher, o treinamento físico teria prioridade sobre a dieta.

## 143. Obesidade é "contagiosa".

FATO — Parece que sim, pois se cria em torno dela uma cumplicidade que protege os gordos. Veja o que acontece em uma família de obesos. Não se fala em dieta, não se fala em obesidade, só se fala no cardápio do jantar. E isso durante o almoço...

## 144. Mulheres com cera de ouvido úmida e abundante têm duas vezes mais chance de câncer de mama.

**FATO** Este é o resultado de um estudo que comparou mulheres com cera de ouvido úmida abundante com outras com cera seca e dura. As glândulas que produzem a cera são apócrinas, do mesmo tipo que existem nas mamas. Os ouvidos produtores de cera úmida em abundância ocorrem em mulheres mais propensas ao câncer de mama.

## 145. Você consegue diagnosticar melhor seus cânceres de pele do que seus médicos.

**FATO & MITO** Nas regiões acessíveis, você poderá diagnosticar um câncer de pele melhor do que seu médico. Já em outras regiões, ele poderá diagnosticar melhor ou identificar sinais mais precocemente do que você, pela sua falta de experiência.

## 146. As estatinas que baixam o colesterol reduzem também a possibilidade do surgimento de câncer.

**FATO** A estatina é um grande remédio, pois baixa o colesterol total, baixa o LDL (colesterol ruim), reduz o risco de infarto e de AVC e reduz também alguns tumores, como os de cólon e próstata. Ao que tudo indica, também reduz a chance da doença de Alzheimer. Ou seja, é uma maravilha!

## 147. Indivíduos felizes pegam menos gripes.

**FATO** Um estudo feito com estudantes da Carnegie Mellon University, nos Estados Unidos, demonstrou que os mais felizes eram menos suscetíveis a gripes do que os demais. Existem muitas evidências em favor dos indivíduos mais positivos, que levam a vida mais alegremente.

## 148. Telefone celular causa câncer cerebral.

**MITO** Por mais que se pesquise, não foram encontrados efeitos maléficos das ondas eletromagnéticas dos celulares no cérebro humano. Portanto, até onde se sabe, celular não causa câncer cerebral.

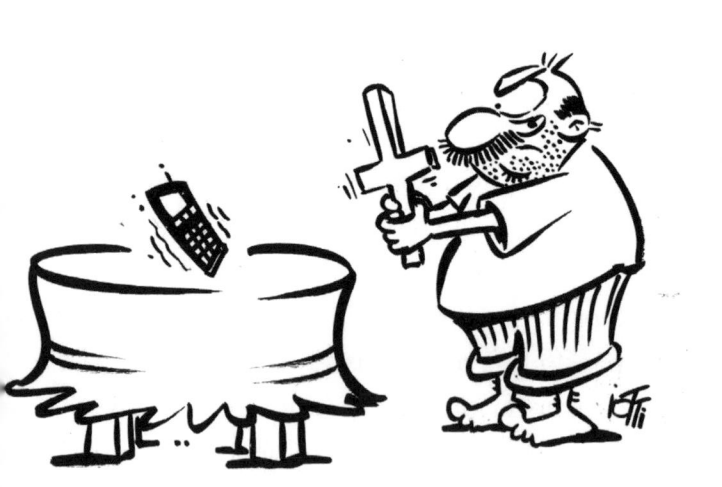

## 149. Quem tem um cão adoece menos.

**FATO** Estudos afirmam que um cão é muitas vezes fundamental para evitar doenças e, quando se adoece, aparentemente se cura mais rápido e se sobrevive mais se houver um cão amigo nos esperando em casa. Já existem universidades americanas estudando a influência favorável da visita do cão ao seu dono nos dias em que este está internado na UTI. Muitos hospitais, inclusive, já permitem a visita de cães. Ou seria melhor transferir os pacientes para os hospitais veterinários?

## 150. Olho seco não é problema, é só usar colírio.

**MITO** Olho seco é o nome dado à falta de lubrificação e umidificação da conjuntiva. Há várias causas para isso, podendo ser infecções e alergias oculares, o vento da primavera ou até o uso do ar-condicionado e água muito clorada das piscinas.

Mas o olho seco também pode ser associado a doenças como alguns tipos de artrite, lúpus e a Síndrome de Sjögren. Esta última é uma doença autoimune que ataca as glândulas produtoras de saliva e de lágrimas e mesmo o muco vaginal e resulta em sintomas variados que exigem total atenção. Portanto, olho seco pode ser um problema; não é só usar colírio, não.

### 151. Reumatismo é uma doença simples.

MITO

O termo é usado para designar inúmeras doenças (mais de cem), de caráter não traumático, que afetam principalmente as cartilagens, articulações, músculos, ligamentos e tendões. O reumatismo também pode atingir outras partes do corpo – como coração, rins, pulmões –, podendo ter causa autoimune. As doenças reumáticas mais conhecidas são artrose, diversos tipos de artrite, osteoporose, gota, lúpus, tendinite, bursite e várias doenças que causam dor e dificuldade de movimento às pessoas atingidas por elas, sem haver qualquer relação com a idade.

## 152. Reumatismo não tem cura.

**FATO & MITO** Alguns têm cura, outros não, mas todos têm tratamento, sejam os de causa mecânica, autoimune, inflamatória ou infecciosa. Atualmente os avanços na terapêutica vêm melhorando a qualidade de vida das pessoas que têm uma doença reumática, seja crônica ou aguda, com o auxílio de analgésicos, anti-inflamatórios e corticoides.

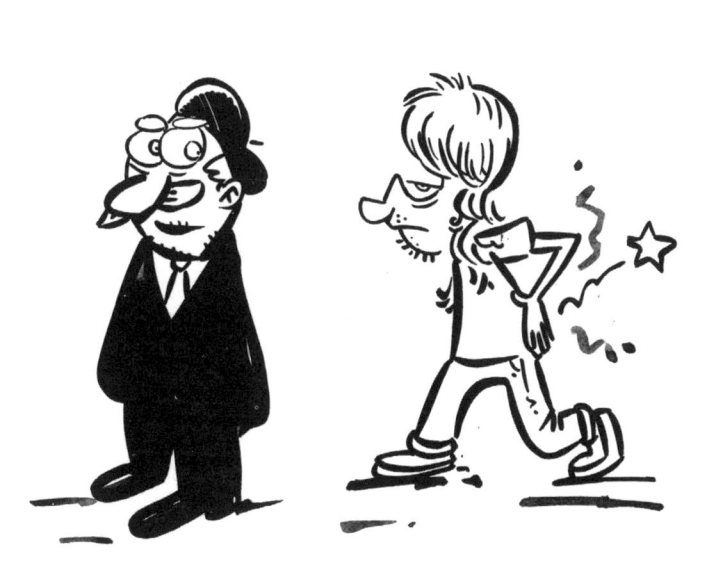

## 153. Reumatismo é coisa de velho.

**MITO** As doenças reumáticas, em virtude de sua vasta abrangência, com mais de cem doenças catalogadas, não são apenas coisa de idosos, podendo ocorrer em pessoas de qualquer idade. Nas crianças ou nos adolescentes, pode existir a febre reumática, o lúpus eritematoso sistêmico e diversas formas de artrite. O uso de videogames e computadores também pode provocar dores reumáticas nas costas ou nos braços mesmo em indivíduos bem jovens.

## 154. Atletas ou jogadores podem morrer no campo por infarto.

**MITO** A morte de atletas vem se tornando muito comum durante a prática esportiva, mas não é por infarto que eles morrem. É por arritmia, um tipo de disparo do coração com desagregação irreversível do ritmo cardíaco.

Por excesso de treinamento, geralmente malconduzido, o músculo cardíaco se hipertrofia e a quantidade de sangue levada pelas artérias continua a mesma, tornando-se insuficiente. É como se uma cidade aumentasse, mas a rede de água não acompanhasse seu ritmo de crescimento. Ocorre, então, isquemia, ou seja, falta de sangue no músculo, que reage com descargas elétricas, estabelecendo-se uma arritmia chamada de taquicardia ventricular, que degenera em fibrilação ventricular. Há a perda da capacidade do coração de manter pressão arterial, e o atleta cai e perde a consciência. Um desastre...

# Sobre o autor

Nascido em Farroupilha, RS, em 1947, dr. Fernando Lucchese preparou-se desde cedo para a carreira diplomática, dedicando-se ao aprendizado de cinco idiomas, estimulado pela forte influência que exerceu sobre ele sua passagem pelo seminário na adolescência.

Sua carreira diplomática foi abandonada instantaneamente quando, no cursinho pré-vestibular para o Instituto Rio Branco (Escola de Diplomatas), tomou contato com a circulação extracorpórea apresentada durante uma aula de biologia. Lucchese deslumbrou-se com o que lhe pareceu, no início, pura ficção científica e decidiu ser cirurgião cardiovascular.

Entrou para a Faculdade de Medicina da Universidade Federal do Rio Grande do Sul, graduando-se em 1970, com 22 anos de idade.

Depois de graduado fez sua formação de cirurgião cardiovascular no Instituto de Cardiologia do Rio Grande do Sul e na Universidade do Alabama, em Birmingham, Estados Unidos.

De volta ao Brasil dedicou-se à atividade de cirurgião cardiovascular e chefe da Unidade de

Pesquisa do Instituto de Cardiologia. Chegou à direção daquele Instituto, quando então, promoveu grande transformação, duplicando suas instalações e investindo em tecnologia.

Foi também nesse período que assumiu a Presidência da Fundação de Amparo à Pesquisa do Estado do Rio Grande do Sul (FAPERGS).

Depois de ser chefe do Serviço de Cardiologia do Hospital Mãe de Deus, transferiu-se para a Santa Casa, onde dirige desde 1988 o Hospital São Francisco de Cardiologia.

Lucchese reuniu, com a equipe do Instituto de Cardiologia e posteriormente com sua própria equipe no Hospital São Francisco, uma experiência de mais de 25 mil cirurgias cardíacas e 70 transplantes do coração.

Lucchese iniciou-se no mundo editorial pela tradução de dois livros de medicina em língua inglesa, passando à publicação de três livros de medicina que atingiram tiragem recorde, um deles publicado em inglês.

Movido pelo desejo de contribuir com a prevenção de doenças, publicou os seguintes livros para o público em geral:

*Pílulas para viver melhor*; *Pílulas para prolongar a juventude*; *Comer bem, sem culpa* (com Anonymus Gourmet e Iotti); *Desembarcando o diabetes*; *Viajando com saúde*; *Desembarcando o sedentarismo* (com Claudio Nogueira de Castro);

*Desembarcando a hipertensão*; *Desembarcando o colesterol* (com sua filha, Fernanda Lucchese), *Desembarcando a tristeza*, *Dieta mediterrânea* (com Anonymus Gourmet), *Fatos & mitos sobre a sua saúde* e *Confissões & conversões*.

Os livros do dr. Lucchese venderam cerca de meio milhão de cópias.

Lucchese costuma invocar a ajuda de Deus em suas cirurgias, considerando-se somente um instrumento na mão d'Ele. Acredita que o cirurgião-cientista frio deve ser substituído pelo médico preocupado não só com a saúde do coração de seus pacientes mas também com sua vida emocional, afetiva, familiar, profissional e espiritual.

# Sobre o ilustrador

Carlos Henrique Iotti é jornalista formado pela Fabico (UFRGS). Nasceu em Caxias do Sul, em 27 de fevereiro de 1964. Signo de peixes, lua em peixes e ascendente em peixes. Sabe-se lá o que significa isso. Trabalhou no estúdio de Joaquim da Fonseca. Publica nos jornais *Zero Hora*, de Porto Alegre (RS), *Pioneiro*, de Caxias do Sul (RS), Diário de Santa Catarina (SC), Diário do Povo, de Pato Branco (PR) e Estado do Paraná, de Curitiba (PR). Pai do Rafael e da Camila, é metido a pescador (www.iottiflyfishing.com.br), corre maratonas e tem uma Rural Wyllis 73.

É autor de quase duas dezenas de livros, entre os quais a série *Radicci*, com seis volumes, na Coleção **L&PM** POCKET, *Mixórdia – o menos pior do Radicci, O livro negro do Radicci, Tem outro por dentro* e *Zona Rural*.

# Coleção **L&PM** POCKET (LANÇAMENTOS MAIS RECENTES)

81. O coração das trevas – Joseph Conrad
82. Um estudo em vermelho – Arthur Conan Doyle
83. Todos os sonetos – Augusto dos Anjos
84. A propriedade é um roubo – P.-J. Proudhon
85. Drácula – Bram Stoker
86. O marido complacente – Sade
87. De profundis – Oscar Wilde
88. Sem plumas – Woody Allen
89. Os bruzundangas – Lima Barreto
90. O cão dos Baskervilles – Arthur Conan Doyle
91. Paraísos artificiais – Charles Baudelaire
92. Cândido, ou o otimismo – Voltaire
93. Triste fim de Policarpo Quaresma – Lima Barreto
94. Amor de perdição – Camilo Castelo Branco
95. A megera domada – Shakespeare / trad. Millôr
96. O mulato – Aluísio Azevedo
97. O alienista – Machado de Assis
98. O livro dos sonhos – Jack Kerouac
99. Noite na taverna – Álvares de Azevedo
100. Aura – Carlos Fuentes
102. Contos gauchescos e Lendas do sul – Simões Lopes Neto
103. O cortiço – Aluísio Azevedo
104. Marília de Dirceu – T. A. Gonzaga
105. O Primo Basílio – Eça de Queiroz
106. O ateneu – Raul Pompéia
107. Um escândalo na Boêmia – Arthur Conan Doyle
108. Contos – Machado de Assis
109. 200 Sonetos – Luis Vaz de Camões
110. O príncipe – Maquiavel
111. A escrava Isaura – Bernardo Guimarães
112. O solteirão nobre – Conan Doyle
114. Shakespeare de A a Z – Shakespeare
115. A relíquia – Eça de Queiroz
117. Livro do corpo – Vários
118. Lira dos 20 anos – Álvares de Azevedo
119. Esaú e Jacó – Machado de Assis
120. A barcarola – Pablo Neruda
121. Os conquistadores – Júlio Verne
122. Contos breves – G. Apollinaire
123. Taipi – Herman Melville
124. Livro dos desaforos – org. de Sergio Faraco
125. A mão e a luva – Machado de Assis
126. Doutor Miragem – Moacyr Scliar
127. O penitente – Isaac B. Singer
128. Diários da descoberta da América – C.Colombo
129. Édipo Rei – Sófocles
130. Romeu e Julieta – Shakespeare
131. Hollywood – Bukowski
132. Billy the Kid – Pat Garrett
133. Cuca fundida – Woody Allen
134. O jogador – Dostoiévski
135. O livro da selva – Rudyard Kipling
136. O vale do terror – Arthur Conan Doyle
137. Dançar tango em Porto Alegre – S. Faraco
138. O gaúcho – Carlos Reverbel
139. A volta ao mundo em oitenta dias – J. Verne
140. O livro dos esnobes – W. M. Thackeray
141. Amor & morte em Poodle Springs – Raymond Chandler & R. Parker
142. As aventuras de David Balfour – Stevenson
143. Alice no país das maravilhas – Lewis Carroll
144. A ressurreição – Machado de Assis
145. Inimigos, uma história de amor – I. Singer
146. O Guarani – José de Alencar
147. A cidade e as serras – Eça de Queiroz
148. Eu e outras poesias – Augusto dos Anjos
149. A mulher de trinta anos – Balzac
150. Pomba enamorada – Lygia F. Telles
151. Contos fluminenses – Machado de Assis
152. Antes de Adão – Jack London
153. Intervalo amoroso – A.Romano de Sant'Anna
154. Memorial de Aires – Machado de Assis
155. Naufrágios e comentários – Cabeza de Vaca
156. Ubirajara – José de Alencar
157. Textos anarquistas – Bakunin
159. Amor de salvação – Camilo Castelo Branco
160. O gaúcho – José de Alencar
161. O livro das maravilhas – Marco Polo
162. Inocência – Visconde de Taunay
163. Helena – Machado de Assis
164. Uma estação de amor – Horácio Quiroga
165. Poesia reunida – Martha Medeiros
166. Memórias de Sherlock Holmes – Conan Doyle
167. A vida de Mozart – Stendhal
168. O primeiro terço – Neal Cassady
169. O mandarim – Eça de Queiroz
170. Um espinho de marfim – Marina Colasanti
171. A ilustre Casa de Ramires – Eça de Queiroz
172. Lucíola – José de Alencar
173. Antígona – Sófocles – trad. Donaldo Schüler
174. Otelo – William Shakespeare
175. Antologia – Gregório de Matos
176. A liberdade de imprensa – Karl Marx
177. Casa de pensão – Aluísio Azevedo
178. São Manuel Bueno, Mártir – Unamuno
179. Primaveras – Casimiro de Abreu
180. O noviço – Martins Pena
181. O sertanejo – José de Alencar
182. Eurico, o presbítero – Alexandre Herculano
183. O signo dos quatro – Conan Doyle
184. Sete anos no Tibet – Heinrich Harrer
185. Vagamundo – Eduardo Galeano
186. De repente acidentes – Carl Solomon
187. As minas de Salomão – Rider Haggar
188. Uivo – Allen Ginsberg
189. A ciclista solitária – Conan Doyle
190. Os seis bustos de Napoleão – Conan Doyle
191. Cortejo do divino – Nelida Piñon
194. Os crimes do amor – Marquês de Sade
195. Besame Mucho – Mário Prata
196. Tuareg – Alberto Vázquez-Figueroa
197. O longo adeus – Raymond Chandler
199. Notas de um velho safado – Bukowski
200. 111 ais – Dalton Trevisan
201. O nariz – Nicolai Gogol
202. O capote – Nicolai Gogol
203. Macbeth – William Shakespeare
204. Heráclito – Donaldo Schüler

205. **Você deve desistir, Osvaldo** – Cyro Martins
206. **Memórias de Garibaldi** – A. Dumas
207. **A arte da guerra** – Sun Tzu
208. **Fragmentos** – Caio Fernando Abreu
209. **Festa no castelo** – Moacyr Scliar
210. **O grande deflorador** – Dalton Trevisan
212. **Homem do príncipio ao fim** – Millôr Fernandes
213. **Aline e seus dois namorados (1)** – A. Iturrusgarai
214. **A juba do leão** – Sir Arthur Conan Doyle
215. **Assassino metido a esperto** – R. Chandler
216. **Confissões de um comedor de ópio** – T.De Quincey
217. **Os sofrimentos do jovem Werther** – Goethe
218. **Fedra** – Racine / Trad. Millôr Fernandes
219. **O vampiro de Sussex** – Conan Doyle
220. **Sonho de uma noite de verão** – Shakespeare
221. **Dias e noites de amor e de guerra** – Galeano
222. **O Profeta** – Khalil Gibran
223. **Flávia, cabeça, tronco e membros** – M. Fernandes
224. **Guia da ópera** – Jeanne Suhamy
225. **Macário** – Álvares de Azevedo
226. **Etiqueta na prática** – Celia Ribeiro
227. **Manifesto do partido comunista** – Marx & Engels
228. **Poemas** – Millôr Fernandes
229. **Um inimigo do povo** – Henrik Ibsen
230. **O paraíso destruído** – Frei B. de las Casas
231. **O gato no escuro** – Josué Guimarães
232. **O mágico de Oz** – L. Frank Baum
233. **Armas no Cyrano's** – Raymond Chandler
234. **Max e os felinos** – Moacyr Scliar
235. **Nos céus de Paris** – Alcy Cheuiche
236. **Os bandoleiros** – Schiller
237. **A primeira coisa que eu botei na boca** – Deonísio da Silva
238. **As aventuras de Simbad, o marújo**
239. **O retrato de Dorian Gray** – Oscar Wilde
240. **A carteira de meu tio** – J. Manuel de Macedo
241. **A luneta mágica** – J. Manuel de Macedo
242. **A metamorfose** – Kafka
243. **A flecha de ouro** – Joseph Conrad
244. **A ilha do tesouro** – R. L. Stevenson
245. **Marx - Vida & Obra** – José A. Giannotti
246. **Gênesis**
247. **Unidos para sempre** – Ruth Rendell
248. **A arte de amar** – Ovídio
249. **O sono eterno** – Raymond Chandler
250. **Novas receitas do Anonymus Gourmet** – J A.P.M.
251. **A nova catacumba** – Arthur Conan Doyle
252. **Dr. Negro** – Arthur Conan Doyle
253. **Os voluntários** – Moacyr Scliar
254. **A bela adormecida** – Irmãos Grimm
255. **O príncipe sapo** – Irmãos Grimm
256. **Confissões e Memórias** – H. Heine
257. **Viva o Alegrete** – Sergio Faraco
258. **Vou estar esperando** – R. Chandler
259. **A senhora Beate e seu filho** – Schnitzler
260. **O ovo apunhalado** – Caio Fernando Abreu
261. **O ciclo das águas** – Moacyr Scliar
262. **Millôr Definitivo** – Millôr Fernandes
264. **Viagem ao centro da Terra** – Júlio Verne
265. **A dama do lago** – Raymond Chandler
266. **Caninos brancos** – Jack London
267. **O médico e o monstro** – R. L. Stevenson

268. **A tempestade** – William Shakespeare
269. **Assassinatos na rua Morgue** – E. Allan Poe
270. **99 corruíras nanicas** – Dalton Trevisan
271. **Broquéis** – Cruz e Sousa
272. **Mês de cães danados** – Moacyr Scliar
273. **Anarquistas – vol. 1 – A idéia** – G. Woodcock
274. **Anarquistas – vol. 2 – O movimento** – G.Woodcock
275. **Pai e filho, filho e pai** – Moacyr Scliar
276. **As aventuras de Tom Sawyer** – Mark Twain
277. **Muito barulho por nada** – W. Shakespeare
278. **Elogio da loucura** – Erasmo
279. **Autobiografia de Alice B. Toklas** – G. Stein
280. **O chamado da floresta** – J. London
281. **Uma agulha para o diabo** – Ruth Rendell
282. **Verdes vales do fim do mundo** – A. Bivar
283. **Ovelhas negras** – Caio Fernando Abreu
284. **O fantasma de Canterville** – O. Wilde
285. **Receitas de Yayá Ribeiro** – Celia Ribeiro
286. **A galinha degolada** – H. Quiroga
287. **O último adeus de Sherlock Holmes** – A. Conan Doyle
288. **A. Gourmet *em* Histórias de cama & mesa** – J. A. Pinheiro Machado
289. **Topless** – Martha Medeiros
290. **Mais receitas do Anonymus Gourmet** – J. A. Pinheiro Machado
291. **Origens do discurso democrático** – D. Schüler
292. **Humor politicamente incorreto** – Nani
293. **O teatro do bem e do mal** – E. Galeano
294. **Garibaldi & Manoela** – J. Guimarães
295. **10 dias que abalaram o mundo** – John Reed
296. **Numa fria** – Bukowski
297. **Poesia de Florbela Espanca** vol. 1
298. **Poesia de Florbela Espanca** vol. 2
299. **Escreva certo** – E. Oliveira e M. E. Bernd
300. **O vermelho e o negro** – Stendhal
301. **Ecce homo** – Friedrich Nietzsche
302(7). **Comer bem, sem culpa** – Dr. Fernando Lucchese, A. Gourmet e Iotti
303. **O livro de Cesário Verde** – Cesário Verde
305. **100 receitas de macarrão** – S. Lancellotti
306. **160 receitas de molhos** – S. Lancellotti
307. **100 receitas light** – H. e Â. Tonetto
308. **100 receitas de sobremesas** – Celia Ribeiro
309. **Mais de 100 dicas de churrasco** – Leon Diziekaniak
310. **100 receitas de acompanhamentos** – C. Cabeda
311. **Honra ou vendetta** – S. Lancellotti
312. **A alma do homem sob o socialismo** – Oscar Wilde
313. **Tudo sobre Yôga** – Mestre De Rose
314. **Os varões assinalados** – Tabajara Ruas
315. **Édipo em Colono** – Sófocles
316. **Lisístrata** – Aristófanes / trad. Millôr
317. **Sonhos de Bunker Hill** – John Fante
318. **Os deuses de Raquel** – Moacyr Scliar
319. **O colosso de Marússia** – Henry Miller
320. **As eruditas** – Molière / trad. Millôr
321. **Radicci 1** – Iotti
322. **Os Sete contra Tebas** – Ésquilo
323. **Brasil Terra à vista** – Eduardo Bueno
324. **Radicci 2** – Iotti
325. **Júlio César** – William Shakespeare

326. A carta de Pero Vaz de Caminha
327. Cozinha Clássica – Sílvio Lancellotti
328. Madame Bovary – Gustave Flaubert
329. Dicionário do viajante insólito – M. Scliar
330. O capitão saiu para o almoço... – Bukowski
331. A carta roubada – Edgar Allan Poe
332. É tarde para saber – Josué Guimarães
333. O livro de bolso da Astrologia – Maggy Harrisonx e Mellina Li
334. 1933 foi um ano ruim – John Fante
335. 100 receitas de arroz – Aninha Comas
336. Guia prático do Português correto – vol. 1 – Cláudio Moreno
337. Bartleby, o escriturário – H. Melville
338. Enterrem meu coração na curva do rio – Dee Brown
339. Um conto de Natal – Charles Dickens
340. Cozinha sem segredos – J. A. P. Machado
341. A dama das Camélias – A. Dumas Filho
342. Alimentação saudável – H. e Â. Tonetto
343. Continhos galantes – Dalton Trevisan
344. A Divina Comédia – Dante Alighieri
345. A Dupla Sertanojo – Santiago
346. Cavalos do amanhecer – Mario Arregui
347. Biografia de Vincent van Gogh por sua cunhada – Jo van Gogh-Bonger
348. Radicci 3 – Iotti
349. Nada de novo no front – E. M. Remarque
350. A hora dos assassinos – Henry Miller
351. Flush - Memórias de um cão – Virginia Woolf
352. A guerra no Bom Fim – M. Scliar
353(1). O caso Saint-Fiacre – Simenon
354(2). Morte na alta sociedade – Simenon
355(3). O cão amarelo – Simenon
356(4). Maigret e o homem do banco – Simenon
357. As uvas e o vento – Pablo Neruda
358. On the road – Jack Kerouac
359. O coração amarelo – Pablo Neruda
360. Livro das perguntas – Pablo Neruda
361. Noite de Reis – William Shakespeare
362. Manual de Ecologia – vol.1 - J. Lutzenberger
363. O mais longo dos dias – Cornelius Ryan
364. Foi bom prá você? – Nani
365. Crepusculário – Pablo Neruda
366. A comédia dos erros – Shakespeare
367(5). A primeira investigação de Maigret – Simenon
368(6). As férias de Maigret – Simenon
369. Mate-me por favor (vol.1) – L. McNeil
370. Mate-me por favor (vol.2) – L. McNeil
371. Carta ao pai – Kafka
372. Os vagabundos iluminados – J. Kerouac
373(7). O enforcado – Simenon
374(8). A fúria de Maigret – Simenon
375. Vargas, uma biografia política – H. Silva
376. Poesia reunida (vol.1) – A. R. de Sant'Anna
377. Poesia reunida (vol.2) – A. R. de Sant'Anna
378. Alice no país do espelho – Lewis Carroll
379. Residência na Terra 1 – Pablo Neruda
380. Residência na Terra 2 – Pablo Neruda
381. Terceira Residência – Pablo Neruda
382. O delírio amoroso – Bocage
383. Futebol ao sol e à sombra – E. Galeano
384(9). O porto das brumas – Simenon
385(10). Maigret e seu morto – Simenon
386. Radicci 4 – Iotti
387. Boas maneiras & sucesso nos negócios – Celia Ribeiro
388. Uma história Farroupilha – M. Scliar
389. Na mesa ninguém envelhece – J. A. P. Machado
390. 200 receitas inéditas do Anonymus Gourmet – J. A. Pinheiro Machado
391. Guia prático do Português correto – vol.2 – Cláudio Moreno
392. Breviário das terras do Brasil – Assis Brasil
393. Cantos Cerimoniais – Pablo Neruda
394. Jardim de Inverno – Pablo Neruda
395. Antonio e Cleópatra – William Shakespeare
396. Tróia – Cláudio Moreno
397. Meu tio matou um cara – Jorge Furtado
398. O anatomista – Federico Andahazi
399. As viagens de Gulliver – Jonathan Swift
400. Dom Quixote – (v. 1) – Miguel de Cervantes
401. Dom Quixote – (v. 2) – Miguel de Cervantes
402. Sozinho no Pólo Norte – Thomaz Brandolin
403. Matadouro 5 – Kurt Vonnegut
404. Delta de Vênus – Anaïs Nin
405. O melhor de Hagar 2 – Dik Browne
406. É grave Doutor? – Nani
407. Orai pornô – Nani
408(11). Maigret em Nova York – Simenon
409(12). O assassino sem rosto – Simenon
410(13). O mistério das jóias roubadas – Simenon
411. A irmãzinha – Raymond Chandler
412. Três contos – Gustave Flaubert
413. De ratos e homens – John Steinbeck
414. Lazarilho de Tormes – Anônimo do séc. XVI
415. Triângulo das águas – Caio Fernando Abreu
416. 100 receitas de carnes – Silvio Lancellotti
417. Histórias de robôs: vol. 1 – org. Isaac Asimov
418. Histórias de robôs: vol. 2 – org. Isaac Asimov
419. Histórias de robôs: vol. 3 – org. Isaac Asimov
420. O país dos centauros – Tabajara Ruas
421. A república de Anita – Tabajara Ruas
422. A carga dos lanceiros – Tabajara Ruas
423. Um amigo de Kafka – Isaac Singer
424. As alegres matronas de Windsor – Shakespeare
425. Amor e exílio – Isaac Bashevis Singer
426. Use & abuse do seu signo – Marília Fiorillo e Marylou Simonsen
427. Pigmaleão – Bernard Shaw
428. As fenícias – Eurípides
429. Everest – Thomaz Brandolin
430. A arte de furtar – Anônimo do séc. XVI
431. Billy Bud – Herman Melville
432. A rosa separada – Pablo Neruda
433. Elegia – Pablo Neruda
434. A garota de Cassidy – David Goodis
435. Como fazer a guerra: máximas de Napoleão – Balzac
436. Poemas escolhidos – Emily Dickinson
437. Gracias por el fuego – Mario Benedetti
438. O sofá – Crébillon Fils
439. O "Martín Fierro" – Jorge Luis Borges
440. Trabalhos de amor perdidos – W. Shakespeare
441. O melhor de Hagar 3 – Dik Browne
442. Os Maias (volume1) – Eça de Queiroz

443. **Os Maias (volume2)** – Eça de Queiroz
444. **Anti-Justine** – Restif de La Bretonne
445. **Juventude** – Joseph Conrad
446. **Contos** – Eça de Queiroz
447. **Janela para a morte** – Raymond Chandler
448. **Um amor de Swann** – Marcel Proust
449. **À paz perpétua** – Immanuel Kant
450. **A conquista do México** – Hernan Cortez
451. **Defeitos escolhidos e 2000** – Pablo Neruda
452. **O casamento do céu e do inferno** – William Blake
453. **A primeira viagem ao redor do mundo** – Antonio Pigafetta
454(14). **Uma sombra na janela** – Simenon
455(15). **A noite da encruzilhada** – Simenon
456(16). **A velha senhora** – Simenon
457. **Sartre** – Annie Cohen-Solal
458. **Discurso do método** – René Descartes
459. **Garfield em grande forma (1)** – Jim Davis
460. **Garfield está de dieta (2)** – Jim Davis
461. **O livro das feras** – Patricia Highsmith
462. **Viajante solitário** – Jack Kerouac
463. **Auto da barca do inferno** – Gil Vicente
464. **O livro vermelho dos pensamentos de Millôr** – Millôr Fernandes
465. **O livro dos abraços** – Eduardo Galeano
466. **Voltaremos!** – José Antonio Pinheiro Machado
467. **Rango** – Edgar Vasques
468(8). **Dieta mediterrânea** – Dr. Fernando Lucchese e José Antonio Pinheiro Machado
469. **Radicci 5** – Iotti
470. **Pequenos pássaros** – Anaïs Nin
471. **Guia prático do Português correto – vol.3** – Cláudio Moreno
472. **Atire no pianista** – David Goodis
473. **Antologia Poética** – García Lorca
474. **Alexandre e César** – Plutarco
475. **Uma espiã na casa do amor** – Anaïs Nin
476. **A gorda do Tiki Bar** – Dalton Trevisan
477. **Garfield um gato de peso (3)** – Jim Davis
478. **Canibais** – David Coimbra
479. **A arte de escrever** – Arthur Schopenhauer
480. **Pinóquio** – Carlo Collodi
481. **Misto-quente** – Bukowski
482. **A lua na sarjeta** – David Goodis
483. **O melhor do Recruta Zero (1)** – Mort Walker
484. **Alex: TPM – tensão pré-monstrual (2)** – Adão Iturrusgarai
485. **Sermões do Padre Antonio Vieira**
486. **Garfield numa boa (4)** – Jim Davis
487. **Mensagem** – Fernando Pessoa
488. **Vendeta** *seguido de* **A paz conjugal** – Balzac
489. **Poemas de Alberto Caeiro** – Fernando Pessoa
490. **Ferragus** – Honoré de Balzac
491. **A duquesa de Langeais** – Honoré de Balzac
492. **A menina dos olhos de ouro** – Honoré de Balzac
493. **O lírio do vale** – Honoré de Balzac
494(17). **A barcaça da morte** – Simenon
495(18). **As testemunhas rebeldes** – Simenon
496(19). **Um engano de Maigret** – Simenon
497(1). **A noite das bruxas** – Agatha Christie
498(2). **Um passe de mágica** – Agatha Christie
499(3). **Nêmesis** – Agatha Christie
500. **Esboço para uma teoria das emoções** – Sartre
501. **Renda básica de cidadania** – Eduardo Suplicy
502(1). **Pílulas para viver melhor** – Dr. Lucchese
503(2). **Pílulas para prolongar a juventude** – Dr. Lucchese
504(3). **Desembarcando o diabetes** – Dr. Lucchese
505(4). **Desembarcando o sedentarismo** – Dr. Fernando Lucchese e Cláudio Castro
506(5). **Desembarcando a hipertensão** – Dr. Lucchese
507(6). **Desembarcando o colesterol** – Dr. Fernando Lucchese e Fernanda Lucchese
508. **Estudos de mulher** – Balzac
509. **O terceiro tira** – Flann O'Brien
510. **100 receitas de aves e ovos** – J. A. P. Machado
511. **Garfield em toneladas de diversão** (5) – Jim Davis
512. **Trem-bala** – Martha Medeiros
513. **Os cães ladram** – Truman Capote
514. **O Kama Sutra de Vatsyayana**
515. **O crime do Padre Amaro** – Eça de Queiroz
516. **Odes de Ricardo Reis** – Fernando Pessoa
517. **O inverno da nossa desesperança** – Steinbeck
518. **Piratas do Tietê (1)** – Laerte
519. **Rê Bordosa: do começo ao fim** – Angeli
520. **O Harlem é escuro** – Chester Himes
521. **Café-da-manhã dos campeões** – Kurt Vonnegut
522. **Eugénie Grandet** – Balzac
523. **O último magnata** – F. Scott Fitzgerald
524. **Carol** – Patricia Highsmith
525. **100 receitas de patisserie** – Sílvio Lancellotti
526. **O fator humano** – Graham Greene
527. **Tristessa** – Jack Kerouac
528. **O diamante do tamanho do Ritz** – S. Fitzgerald
529. **As melhores histórias de Sherlock Holmes** – Arthur Conan Doyle
530. **Cartas a um jovem poeta** – Rilke
531(20). **Memórias de Maigret** – Simenon
532(4). **O misterioso sr. Quin** – Agatha Christie
533. **Os analectos** – Confúcio
534(21). **Maigret e os homens de bem** – Simenon
535(22). **O medo de Maigret** – Simenon
536. **Ascensão e queda de César Birotteau** – Balzac
537. **Sexta-feira negra** – David Goodis
538. **Ora bolas – O humor de Mario Quintana** – Juarez Fonseca
539. **Longe daqui aqui mesmo** – Antonio Bivar
540(5). **É fácil matar** – Agatha Christie
541. **O pai Goriot** – Balzac
542. **Brasil, um país do futuro** – Stefan Zweig
543. **O processo** – Kafka
544. **O melhor de Hagar 4** – Dik Browne
545(6). **Por que não pediram a Evans?** – Agatha Christie
546. **Fanny Hill** – John Cleland
547. **O gato por dentro** – William S. Burroughs
548. **Sobre a brevidade da vida** – Sêneca
549. **Geraldão (1)** – Glauco
550. **Piratas do Tietê (2)** – Laerte
551. **Pagando o pato** – Ciça
552. **Garfield de bom humor (6)** – Jim Davis
553. **Conhece o Mário?** vol.1 – Santiago
554. **Radicci 6** – Iotti
555. **Os subterrâneos** – Jack Kerouac
556(1). **Balzac** – François Taillandier

557(2).**Modigliani** – Christian Parisot
558(3).**Kafka** – Gérard-Georges Lemaire
559(4).**Júlio César** – Joël Schmidt
560.**Receitas da família** – J. A. Pinheiro Machado
561.**Boas maneiras à mesa** – Celia Ribeiro
562(9).**Filhos sadios, pais felizes** – R. Pagnoncelli
563(10).**Fatos & mitos** – Dr. Fernando Lucchese
564.**Ménage à trois** – Paula Taitelbaum
565.**Mulheres!** – David Coimbra
566.**Poemas de Álvaro de Campos** – Fernando Pessoa
567.**Medo e outras histórias** – Stefan Zweig
568.**Snoopy e sua turma (1)** – Schulz
569.**Piadas para sempre (1)** – Visconde da Casa Verde
570.**O alvo móvel** – Ross Macdonald
571.**O melhor do Recruta Zero (2)** – Mort Walker
572.**Um sonho americano** – Norman Mailer
573.**Os broncos também amam** – Angeli
574.**Crônica de um amor louco** – Bukowski
575(5).**Freud** – René Major e Chantal Talagrand
576(6).**Picasso** – Gilles Plazy
577(7).**Gandhi** – Christine Jordis
578.**A tumba** – H. P. Lovecraft
579.**O príncipe e o mendigo** – Mark Twain
580.**Garfield, um charme de gato (7)** – Jim Davis
581.**Ilusões perdidas** – Balzac
582.**Esplendores e misérias das cortesãs** – Balzac
583.**Walter Ego** – Angeli
584.**Striptiras (1)** – Laerte
585.**Fagundes: um puxa-saco de mão cheia** – Laerte
586.**Depois do último trem** – Josué Guimarães
587.**Ricardo III** – Shakespeare
588.**Dona Anja** – Josué Guimarães
589.**24 horas na vida de uma mulher** – Stefan Zweig
590.**O terceiro homem** – Graham Greene
591.**Mulher no escuro** – Dashiell Hammett
592.**No que acredito** – Bertrand Russell
593.**Odisséia (1): Telemaquia** – Homero
594.**O cavalo cego** – Josué Guimarães
595.**Henrique V** – Shakespeare
596.**Fabulário doloroso do delírio cotidiano** – Bukowski
597.**Tiros na noite 1: A mulher do bandido** – Dashiell Hammett
598.**Snoopy em Feliz Dia dos Namorados! (2)** – Schulz
599.**Mas não se matam cavalos?** – Horace McCoy
600.**Crime e castigo** – Dostoiévski
601(7).**Mistério no Caribe** – Agatha Christie
602.**Odisséia (2): Regresso** – Homero
603.**Piadas para sempre (2)** – Visconde da Casa Verde
604.**À sombra do vulcão** – Malcolm Lowry
605(8).**Kerouac** – Yves Buin
606.**E agora são cinzas** – Angeli
607.**As mil e uma noites** – Paulo Caruso
608.**Um assassino entre nós** – Ruth Rendell
609.**Crack-up** – F. Scott Fitzgerald
610.**Do amor** – Stendhal
611.**Cartas do Yage** – William Burroughs e Allen Ginsberg
612.**Striptiras (2)** – Laerte
613.**Henry & June** – Anaïs Nin
614.**A piscina mortal** – Ross Macdonald
615.**Geraldão (2)** – Glauco
616.**Tempo de delicadeza** – A. R. de Sant'Anna
617.**Tiros na noite 2: Medo de tiro** – Dashiell Hammett
618.**Snoopy em Assim é a vida, Charlie Brown! (3)** – Schulz
619.**1954 – Um tiro no coração** – Hélio Silva
620.**Sobre a inspiração poética (Íon)** e ... – Platão
621.**Garfield e seus amigos (8)** – Jim Davis
622.**Odisséia (3): Ítaca** – Homero
623.**A louca matança** – Chester Himes
624.**Factótum** – Bukowski
625.**Guerra e Paz: volume 1** – Tolstói
626.**Guerra e Paz: volume 2** – Tolstói
627.**Guerra e Paz: volume 3** – Tolstói
628.**Guerra e Paz: volume 4** – Tolstói
629(9).**Shakespeare** – Claude Mourthé
630.**Bem está o que bem acaba** – Shakespeare
631.**O contrato social** – Rousseau
632.**Geração Beat** – Jack Kerouac
633.**Snoopy: É Natal! (4)** – Charles Schulz
634(8).**Testemunha da acusação** – Agatha Christie
635.**Um elefante no caos** – Millôr Fernandes
636.**Guia de leitura (100 autores que você precisa ler)** – Organização de Léa Masina
637.**Pistoleiros também mandam flores** – David Coimbra
638.**O prazer das palavras** – vol. 1 – Cláudio Moreno
639.**O prazer das palavras** – vol. 2 – Cláudio Moreno
640.**Novíssimo testamento: com Deus e o diabo, a dupla da criação** – Iotti
641.**Literatura Brasileira: modos de usar** – Luís Augusto Fischer
642.**Dicionário de Porto-Alegrês** – Luís A. Fischer
643.**Clô Dias & Noites** – Sérgio Jockymann
644.**Memorial de Isla Negra** – Pablo Neruda
645.**Um homem extraordinário e outras histórias** – Tchékhov
646.**Ana sem terra** – Alcy Cheuiche
647.**Adultérios** – Woody Allen
648.**Para sempre ou nunca mais** – R. Chandler
649.**Nosso homem em Havana** – Graham Greene
650.**Dicionário Caldas Aulete de Bolso**
651.**Snoopy: Posso fazer uma pergunta, professora? (5)** – Charles Schulz
652(10).**Luís XVI** – Bernard Vincent
653.**O mercador de Veneza** – Shakespeare
654.**Cancioneiro** – Fernando Pessoa
655.**Non-Stop** – Martha Medeiros
656.**Carpinteiros, levantem bem alto a cumeeira & Seymour, uma apresentação** – J.D.Salinger
657.**Ensaios céticos** – Bertrand Russell
658.**O melhor de Hagar 5** – Dik e Chris Browne
659.**Primeiro amor** – Ivan Turguêniev
660.**A trégua** – Mario Benedetti
661.**Um parque de diversões da cabeça** – Lawrence Ferlinghetti
662.**Aprendendo a viver** – Sêneca
663.**Garfield, um gato em apuros (9)** – Jim Davis
664.**Dilbert 1** – Scott Adams
665.**Dicionário de dificuldades** – Domingos Paschoal Cegalla
666.**A imaginação** – Jean-Paul Sartre
667.**O ladrão e os cães** – Naguib Mahfuz

668. **Gramática do português contemporâneo** – Celso Cunha
669. **A volta do parafuso** seguido de **Daisy Miller** – Henry James
670. **Notas do subsolo** – Dostoiévski
671. **Abobrinhas da Brasilônia** – Glauco
672. **Geraldão (3)** – Glauco
673. **Piadas para sempre (3)** – Visconde da Casa Verde
674. **Duas viagens ao Brasil** – Hans Staden
675. **Bandeira de bolso** – Manuel Bandeira
676. **A arte da guerra** – Maquiavel
677. **Além do bem e do mal** – Nietzsche
678. **O coronel Chabert** seguido de **A mulher abandonada** – Balzac
679. **O sorriso de marfim** – Ross Macdonald
680. **100 receitas de pescados** – Sílvio Lancellotti
681. **O juiz e seu carrasco** – Friedrich Dürrenmatt
682. **Noites brancas** – Dostoiévski
683. **Quadras ao gosto popular** – Fernando Pessoa
684. **Romanceiro da Inconfidência** – Cecília Meireles
685. **Kaos** – Millôr Fernandes
686. **A pele de onagro** – Balzac
687. **As ligações perigosas** – Choderlos de Laclos
688. **Dicionário de matemática** – Luiz Fernandes Cardoso
689. **Os Lusíadas** – Luís Vaz de Camões
690(11).**Átila** – Éric Deschodt
691. **Um jeito tranqüilo de matar** – Chester Himes
692. **A felicidade conjugal** seguido de **O diabo** – Tolstói
693. **Viagem de um naturalista ao redor do mundo** – vol. 1 – Charles Darwin
694. **Viagem de um naturalista ao redor do mundo** – vol. 2 – Charles Darwin
695. **Memórias da casa dos mortos** – Dostoiévski
696. **A Celestina** – Fernando de Rojas
697. **Snoopy: Como você é azarado, Charlie Brown! (6)** – Charles Schulz
698. **Dez (quase) amores** – Claudia Tajes
699(9).**Poirot sempre espera** – Agatha Christie
700. **Cecília de bolso** – Cecília Meireles
701. **Apologia de Sócrates** precedido de **Êutifron** e seguido de **Críton** – Platão
702. **Wood & Stock** – Angeli
703. **Striptiras (3)** – Laerte
704. **Discurso sobre a origem e os fundamentos da desigualdade entre os homens** – Rousseau
705. **Os duelistas** – Joseph Conrad
706. **Dilbert (2)** – Scott Adams
707. **Viver e escrever** (vol. 1) – Edla van Steen
708. **Viver e escrever** (vol. 2) – Edla van Steen
709. **Viver e escrever** (vol. 3) – Edla van Steen
710(10).**A teia da aranha** – Agatha Christie
711. **O banquete** – Platão
712. **Os belos e malditos** – F. Scott Fitzgerald
713. **Libelo contra a arte moderna** – Salvador Dalí
714. **Akropolis** – Valerio Massimo Manfredi
715. **Devoradores de mortos** – Michael Crichton
716. **Sob o sol da Toscana** – Frances Mayes
717. **Batom na cueca** – Nani
718. **Vida dura** – Claudia Tajes
719. **Carne trêmula** – Ruth Rendell
720. **Cris, a fera** – David Coimbra
721. **O anticristo** – Nietzsche
722. **Como um romance** – Daniel Pennac
723. **Emboscada no Forte Bragg** – Tom Wolfe
724. **Assédio sexual** – Michael Crichton
725. **O espírito do Zen** – Alan W.Watts
726. **Um bonde chamado desejo** – Tennessee Williams
727. **Como gostais** seguido de **Conto de inverno** – Shakespeare
728. **Tratado sobre a tolerância** – Voltaire
729. **Snoopy: Doces ou travessuras? (7)** – Charles Schulz
730. **Cardápios do Anonymus Gourmet** – J.A. Pinheiro Machado
731. **100 receitas com lata** – J.A. Pinheiro Machado
732. **Conhece o Mário?** vol.2 – Santiago
733. **Dilbert (3)** – Scott Adams
734. **História de um louco amor** seguido de **Passado amor** – Horacio Quiroga
735(11).**Sexo: muito prazer** – Laura Meyer da Silva
736(12).**Para entender o adolescente** – Dr. Ronald Pagnoncelli
737(13).**Desembarcando a tristeza** – Dr. Fernando Lucchese
738. **Poirot e o mistério da arca espanhola & outras histórias** – Agatha Christie
739. **A última legião** – Valerio Massimo Manfredi
740. **As virgens suicidas** – Jeffrey Eugenides
741. **Sol nascente** – Michael Crichton
742. **Duzentos ladrões** – Dalton Trevisan
743. **Os devaneios do caminhante solitário** – Rousseau
744. **Garfield, o rei da preguiça (10)** – Jim Davis
745. **Os magnatas** – Charles R. Morris
746. **Pulp** – Charles Bukowski
747. **Enquanto agonizo** – William Faulkner
748. **Aline: viciada em sexo (3)** – Adão Iturrusgarai
749. **A dama do cachorrinho** – Anton Tchékhov
750. **Tito Andrônico** – Shakespeare
751. **Antologia poética** – Anna Akhmátova
752. **O melhor de Hagar 6** – Dik e Chris Browne
753(12).**Michelangelo** – Nadine Sautel
754. **Dilbert (4)** – Scott Adams
755. **O jardim das cerejeiras** seguido de **Tio Vânia** – Tchékhov
756. **Geração Beat** – Claudio Willer
757. **Santos Dumont** – Alcy Cheuiche
758. **Budismo** – Claude B. Levenson
759. **Cleópatra** – Christian-Georges Schwentzel
760. **Revolução Francesa** – Frédéric Bluche, Stéphane Rials e Jean Tulard
761. **A crise de 1929** – Bernard Gazier
762. **Sigmund Freud** – Edson Sousa e Paulo Endo
763. **Império Romano** – Patrick Le Roux
764. **Cruzadas** – Cécile Morrisson
765. **O mistério do Trem Azul** – Agatha Christie
766. **Os escrúpulos de Maigret** – Simenon
767. **Maigret se diverte** – Simenon
768. **Senso comum** – Thomas Paine
769. **O parque dos dinossauros** – Michael Crichton
770. **Trilogia da paixão** – Goethe
771. **A simples arte de matar** (vol.1) – R. Chandler
772. **A simples arte de matar** (vol.2) – R. Chandler

773. Snoopy: No mundo da lua! (8) – Charles Schulz
774. Os Quatro Grandes – Agatha Christie
775. Um brinde de cianureto – Agatha Christie
776. Súplicas atendidas – Truman Capote
777. Ainda restam aveleiras – Simenon
778. Maigret e o ladrão preguiçoso – Simenon
779. A viúva imortal – Millôr Fernandes
780. Cabala – Roland Goetschel
781. Capitalismo – Claude Jessua
782. Mitologia grega – Pierre Grimal
783. Economia: 100 palavras-chave – Jean-Paul Betbèze
784. Marxismo – Henri Lefebvre
785. Punição para a inocência – Agatha Christie
786. A extravagância do morto – Agatha Christie
787. (13). Cézanne – Bernard Fauconnier
788. A identidade Bourne – Robert Ludlum
789. Da tranquilidade da alma – Sêneca
790. Um artista da fome *seguido de* Na colônia penal e outras histórias – Kafka
791. Histórias de fantasmas – Charles Dickens
792. A louca de Maigret – Simenon
793. O amigo de infância de Maigret – Simenon
794. O revólver de Maigret – Simenon
795. A fuga do sr. Monde – Simenon
796. O Uruguai – Basílio da Gama
797. A mão misteriosa – Agatha Christie
798. Testemunha ocular do crime – Agatha Christie
799. Crepúsculo dos ídolos – Friedrich Nietzsche
800. Maigret e o negociante de vinhos – Simenon
801. Maigret e o mendigo – Simenon
802. O grande golpe – Dashiell Hammett
803. Humor barra pesada – Nani
804. Vinho – Jean-François Gautier
805. Egito Antigo – Sophie Desplancques
806. (14). Baudelaire – Jean-Baptiste Baronian
807. Caminho da sabedoria, caminho da paz – Dalai Lama e Felizitas von Schönborn
808. Senhor e servo e outras histórias – Tolstói
809. Os cadernos de Malte Laurids Brigge – Rilke
810. Dilbert (5) – Scott Adams
811. Big Sur – Jack Kerouac
812. Seguindo a correnteza – Agatha Christie
813. O álibi – Sandra Brown
814. Montanha-russa – Martha Medeiros
815. Coisas da vida – Martha Medeiros
816. A cantada infalível *seguido de* A mulher do centroavante – David Coimbra
817. Maigret e os crimes do cais – Simenon
818. Sinal vermelho – Simenon
819. Snoopy: Pausa para a soneca (9) – Charles Schulz
820. De pernas pro ar – Eduardo Galeano
821. Tragédias gregas – Pascal Thiercy
822. Existencialismo – Jacques Colette
823. Nietzsche – Jean Granier
824. Amar ou depender? – Walter Riso
825. Darmapada: A doutrina budista em versos
826. J'Accuse...! – a verdade em marcha – Zola
827. Os crimes ABC – Agatha Christie
828. Um gato entre os pombos – Agatha Christie
829. Maigret e o sumiço do sr. Charles – Simenon
830. Maigret e a morte do jogador – Simenon
831. Dicionário de teatro – Luiz Paulo Vasconcellos
832. Cartas extraviadas – Martha Medeiros
833. A longa viagem de prazer – J. J. Morosoli
834. Receitas fáceis – J. A. Pinheiro Machado
835. (14). Mais fatos & mitos – Dr. Fernando Lucchese
836. (15). Boa viagem! – Dr. Fernando Lucchese
837. Aline: Finalmente nua!!! (4) – Adão Iturrusgarai
838. Mônica tem uma novidade! – Mauricio de Sousa
839. Cebolinha em apuros! – Mauricio de Sousa
840. Sócios no crime – Agatha Christie
841. Bocas do tempo – Eduardo Galeano
842. Orgulho e preconceito – Jane Austen
843. Impressionismo – Dominique Lobstein
844. Escrita chinesa – Viviane Alleton
845. Paris: uma história – Yvan Combeau
846. (15). Van Gogh – David Haziot
847. Maigret e o corpo sem cabeça – Simenon
848. Portal do destino – Agatha Christie
849. O futuro de uma ilusão – Freud
850. O mal-estar na cultura – Freud
851. Maigret e o matador – Simenon
852. Maigret e o fantasma – Simenon
853. Um crime adormecido – Agatha Christie
854. Satori em Paris – Jack Kerouac
855. Medo e delírio em Las Vegas – Hunter Thompson
856. Um negócio fracassado e outros contos de humor – Tchékhov
857. Mônica está de férias! – Mauricio de Sousa
858. De quem é esse coelho? – Mauricio de Sousa
859. O burgomestre de Furnes – Simenon
860. O mistério Sittaford – Agatha Christie
861. Manhã transfigurada – Luiz Antonio de Assis Brasil
862. Alexandre, o Grande – Pierre Briant
863. Jesus – Charles Perrot
864. Islã – Paul Balta
865. Guerra da Secessão – Farid Ameur
866. Um rio que vem da Grécia – Cláudio Moreno
867. Maigret e os colegas americanos – Simenon
868. Assassinato na casa do pastor – Agatha Christie
869. Manual do líder – Napoleão Bonaparte
870. (16). Billie Holiday – Sylvia Fol
871. Bidu arrasando! – Mauricio de Sousa
872. Desventuras em família – Mauricio de Sousa
873. Liberty Bar – Simenon
874. E no final a morte – Agatha Christie
875. Guia prático do Português correto – vol. 4 – Cláudio Moreno
876. Dilbert (6) – Scott Adams
877. (17). Leonardo da Vinci – Sophie Chauveau
878. Bella Toscana – Frances Mayes
879. A arte da ficção – David Lodge
880. Striptiras (4) – Laerte
881. Skrotinhos – Angeli
882. Depois do funeral – Agatha Christie
883. Radicci 7 – Iotti
884. Walden – H. D. Thoreau
885. Lincoln – Allen C. Guelzo
886. Primeira Guerra Mundial – Michael Howard
887. Linha de sombra – Joseph Conrad
888. O amor é um cão dos diabos – Bukowski